Die Erfindung des Schlafs

Erholung, Behandlung und Einklang

Eine Betrachtung

von

Lutz Spilker

DIE ERFINDUNG DES SCHLAFS – ERHOLUNG, BEHANDLUNG UND EINKLANG

Bibliografische Information der Deutschen Nationalbibliothek:
Die Deutsche Nationalbibliothek verzeichnet diese Publikation in der Deutschen Nationalbiblio-
grafie; detaillierte bibliografische Daten sind im Internet über http://dnb.dnb.de abrufbar.

Softcover ISBN: 978-3-384-22867-3
Ebook ISBN: 978-3-384-22868-0

© 2024 by Lutz Spilker
Druck und Distribution im Auftrag des Autors:
tredition GmbH, An der Strusbek 10, 22926 Ahrensburg, Germany

Inhalt

Die meisten wissen gar nicht, was sie für ein Tempo haben könnten, wenn sie sich nur einmal den Schlaf aus den Augen rieben.

Christian Morgenstern

Christian Otto Josef Wolfgang Morgenstern (* 6. Mai 1871 in München; † 31. März 1914 in Untermais, Tirol, Österreich-Ungarn) war ein deutscher Dichter, Schriftsteller und Übersetzer.

Vorwort

Liebe Leserinnen und Leser,

herzlich willkommen zu ›Die Erfindung des Schlafs‹. Dieses Buch ist das Ergebnis jahrelanger Forschung, Reflektion und Faszination über eines der fundamentalsten, doch gleichzeitig rätselhaftesten Phänomene des menschlichen Lebens: den Schlaf.

Der Schlaf begleitet uns durch unser ganzes Dasein, von den frühesten Tagen der Menschheit bis hin zur modernen Welt, die von Technologie und Geschäftigkeit geprägt ist. Doch trotz seiner Allgegenwärtigkeit und Notwendigkeit bleibt der Schlaf ein Mysterium, das zahlreiche Fragen aufwirft und uns immer wieder zum Nachdenken anregt.

In diesem Buch nehmen wir Sie mit auf eine Reise durch die Geschichte, Wissenschaft und Kultur des Schlafs. Wir erkunden die antiken Vorstellungen über Träume und den Schlaf, tauchen ein in die Schlafforschung des 19. Jahrhunderts und betrachten die neuesten Erkenntnisse der Neurobiologie und Psychologie.

Doch dieses Buch ist mehr als eine bloße Abhandlung über wissenschaftliche Fakten. Es ist eine Einladung zum Träumen, zum Nachdenken und zum Staunen über die vielschichtige

Natur des Schlafs. Es ist eine Erinnerung daran, dass der Schlaf nicht nur eine biologische Notwendigkeit ist, sondern auch eine Quelle der Inspiration, der Kreativität und der spirituellen Erfahrung sein kann.

Durch die Seiten dieses Buches werden Sie nicht nur mehr über den Schlaf erfahren, sondern auch darüber, was es bedeutet, ein Mensch zu sein und in einer Welt voller Wunder und Geheimnisse zu leben. Wir hoffen, dass Sie diese Reise genießen und dass dieses Buch dazu beiträgt, Ihr Verständnis und Ihre Wertschätzung für den Schlaf zu vertiefen.

Mit herzlichen Grüßen und den besten Wünschen für eine erholsame Nachtruhe,

Lutz Spilker

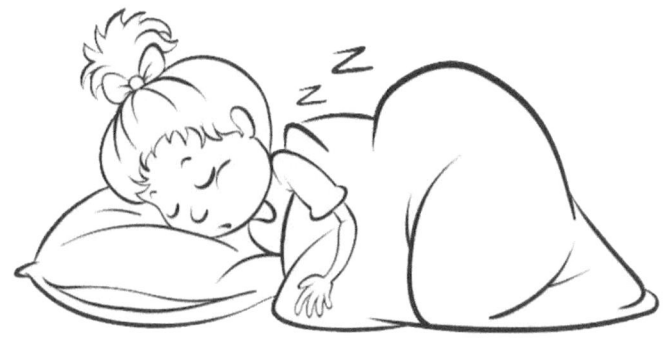

Die Faszination des Schlafs - Einführung in das Thema und die Rätsel des Schlafs

Schlaf ist ein allgegenwärtiger Bestandteil unseres Lebens, eine tägliche Routine, die sowohl vertraut als auch geheimnisvoll ist. Jeder Mensch verbringt etwa ein Drittel seines Lebens schlafend, doch trotz dieser enormen Zeitspanne bleibt der Schlaf eines der faszinierendsten und am wenigsten verstandenen Phänomene der Biologie.

Der Schlaf ist ein Zustand, der uns regelmäßig in seinen Bann zieht, uns von der wachen Welt abkoppelt und in eine Welt der Träume und Erholung entführt. Er ist ein universelles Bedürfnis, das alle Menschen und Tiere teilen. Doch was genau ist Schlaf? Warum schlafen wir überhaupt? Und was passiert in unserem Körper und Geist während dieser stillen Stunden?

Die Geschichte der Schlafforschung ist eine Reise durch Jahrhunderte wissenschaftlicher Neugier und Entdeckung. Schon in der Antike spekulierten Philosophen wie Aristoteles über die Natur des Schlafs und der Träume. Sie erkannten, dass Schlaf für das Wohlbefinden und die Gesundheit von entscheidender Bedeutung ist, konnten jedoch die zugrunde liegenden Mechanismen nicht erklären. Diese frühen Überlegungen legten den Grundstein für die späteren wissenschaftlichen Untersuchungen.

Im 19. Jahrhundert begannen Wissenschaftler, den Schlaf systematisch zu erforschen. Sie entwickelten erste Theorien über die physiologischen Prozesse, die während des Schlafs ablaufen, und legten den Grundstein für die moderne Schlafforschung. Es war jedoch erst in der Mitte des 20. Jahrhunderts, als der französische Wissenschaftler Michel Jouvet und seine Kollegen die verschiedenen Schlafphasen entdeckten, dass unser Verständnis des Schlafs einen großen Schritt nach vorn machte. Sie identifizierten den REM-Schlaf (Rapid Eye Movement) und die nicht-REM-Schlafphasen und zeigten, wie unser Gehirn während des Schlafs zwischen diesen Zuständen wechselt.

Trotz dieser Fortschritte bleiben viele Fragen ungeklärt. Warum brauchen wir Schlaf? Was ist seine genaue Funktion? Schlaf scheint für verschiedene Prozesse unverzichtbar zu sein: von der körperlichen Erholung über die Konsolidierung von Gedächtnisinhalten bis hin zur Regulation unserer Emotionen. Die Antwort könnte in der Komplexität und Vielschichtigkeit des Schlafs selbst liegen.

Ein zentrales Rätsel des Schlafs ist seine biologische Funktion. Forschungen haben gezeigt, dass Schlafentzug schwerwiegende Auswirkungen auf den Körper und Geist hat, einschließlich Beeinträchtigungen der kognitiven Funktion, Störungen des emotionalen Gleichgewichts und erhöhtem Risiko für gesundheitliche Probleme wie Herzkrankheiten und Diabetes.

Diese Erkenntnisse unterstreichen die essentielle Rolle des Schlafs für unser Überleben und Wohlbefinden.

Darüber hinaus birgt der Schlaf das Mysterium der Träume. Seit jeher haben Träume die menschliche Vorstellungskraft beflügelt und verschiedene Interpretationen hervorgebracht. Sie wurden als Botschaften der Götter, als Fenster zum Unterbewusstsein oder als zufällige neuronale Entladungen betrachtet. Moderne Schlafforschung deutet darauf hin, dass Träume eine wichtige Rolle bei der Verarbeitung von Emotionen und Erlebnissen sowie bei der kreativen Problemlösung spielen könnten.

Ein weiteres faszinierendes Gebiet ist die Erforschung der Schlafstörungen. Millionen von Menschen weltweit leiden unter verschiedenen Formen von Schlafstörungen, die ihre Lebensqualität erheblich beeinträchtigen können. Von Insomnie über Schlafapnoe bis hin zu Parasomnien wie Schlafwandeln und nächtlichen Panikattacken – die Bandbreite der Störungen ist groß und ihre Ursachen vielfältig. Die Untersuchung dieser Störungen hat nicht nur unser Verständnis des normalen Schlafs vertieft, sondern auch neue Behandlungsmöglichkeiten eröffnet.

Neben der medizinischen und biologischen Perspektive ist der Schlaf auch ein kulturelles Phänomen. Verschiedene Kulturen haben unterschiedliche Rituale und Überzeugungen rund um den Schlaf entwickelt. Während in einigen Gesellschaften der Mittagsschlaf, die Siesta, als gesundheitsfördernd angesehen wird, gilt in anderen eine durchgehende Nachtruhe als Ideal. Diese kulturellen Unterschiede spiegeln sich auch in den Schlafgewohnheiten und der Architektur von Schlafräumen wider.

Die moderne Welt stellt neue Herausforderungen für unseren Schlaf. Der Einfluss von Technologie und die ständige Verfügbarkeit von Informationen haben unseren natürlichen Schlafrhythmus verändert. Bildschirme und künstliches Licht können unseren Schlaf-Wach-Rhythmus stören und zu Schlafstörungen beitragen. In einer Zeit, in der Produktivität und Effizienz oft höher bewertet werden als Ruhe und Erholung, ist es umso wichtiger, das Bewusstsein für die Bedeutung des Schlafs zu schärfen und Strategien zu entwickeln, die uns zu einem gesunden Schlafverhalten zurückführen.

›Die Erfindung des Schlafs‹ nimmt Sie mit auf eine Entdeckungsreise durch die faszinierende Welt des Schlafs. Wir werden die historischen Wurzeln und die wissenschaftlichen Durchbrüche erkunden, die unser Verständnis des Schlafs geprägt haben. Wir werden die verschiedenen Facetten des Schlafs – von den physiologischen Prozessen über die psychologischen Aspekte bis hin zu kulturellen und spirituellen Dimensionen – beleuchten.

Dieses Buch zielt darauf ab, das Mysterium des Schlafs aus verschiedenen Blickwinkeln zu betrachten und Ihnen ein umfassendes Bild dieses lebenswichtigen, aber oft übersehenen Phänomens zu vermitteln. Es ist eine Einladung, sich mit den neuesten Erkenntnissen der Schlafforschung auseinanderzusetzen und gleichzeitig die jahrhundertealten Fragen und Rätsel zu würdigen, die den Schlaf umgeben.

Ich hoffe, dass Sie diese Reise ebenso faszinierend und bereichernd finden wie ich. Möge ›Die Erfindung des Schlafs‹ Ihr Verständnis vertiefen und Ihre Wertschätzung für diesen essentiellen Teil unseres Lebens erhöhen.

Mit diesen Worten lade ich Sie ein, die Seiten dieses Buches aufzuschlagen und in die wunderbare und geheimnisvolle Welt des Schlafs einzutauchen.

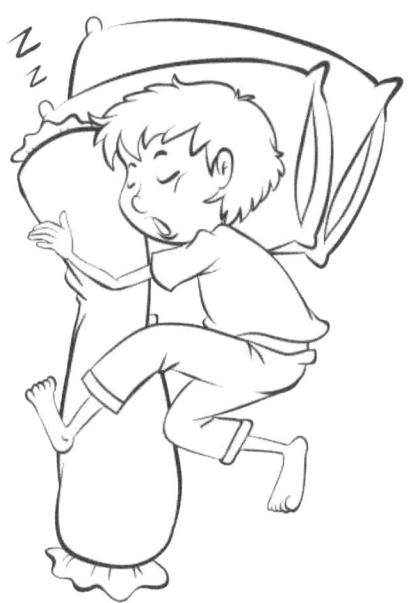

Die Anfänge des Schlafs - Erforschung historischer Ansichten und Theorien über den Schlaf

Schlaf ist ein universelles Phänomen, das seit jeher die Menschheit fasziniert und beschäftigt hat. Schon in den frühesten Kulturen wurde Schlaf als ein Zustand des Wandels und der Erneuerung betrachtet, dessen Geheimnisse tief in den Mythen und Legenden verwurzelt sind. Die historischen Ansichten und Theorien über den Schlaf bieten einen faszinierenden Einblick in das Denken und die Vorstellungen vergangener Zeiten.

In der Antike war der Schlaf ein zentrales Thema in der Philosophie und Medizin. Die alten Ägypter sahen den Schlaf als eine Art kleine Schwester des Todes, ein Übergangszustand, in dem die Seele des Schlafenden in andere Welten reisen konnte. Die ägyptischen Traumdeuter hatten eine hohe gesellschaftliche Stellung und interpretierten Träume als Botschaften der Götter, die wichtige Hinweise für das Leben und die Zukunft enthielten.

In der griechischen Mythologie wurde Hypnos, der Gott des Schlafs, als sanfter und friedlicher Gott dargestellt, der die Macht hatte, sowohl Menschen als auch Götter in den Schlaf

zu wiegen. Hypnos lebte in einer Höhle, umgeben von Schlaf-
mohn und dichtem Nebel, was seine Verbindung zur Dunkelheit und Ruhe symbolisierte. Die Griechen betrachteten Schlaf
als einen natürlichen und notwendigen Zustand, der eng mit
Gesundheit und Wohlbefinden verbunden war.

Der griechische Philosoph Aristoteles beschäftigte sich intensiv mit dem Schlaf und versuchte, seine Ursachen und Wirkun-
gen zu erklären. In seinem Werk ›De Somno et Vigilia‹ (Über
den Schlaf und das Wachen) stellte er die Theorie auf, dass
Schlaf durch das Verdampfen von Nahrung im Magen verursacht werde, wobei diese Dämpfe ins Gehirn aufsteigen und
dort eine kühlende Wirkung entfalten, die den Schlaf einleitet.
Aristoteles erkannte auch die Bedeutung des Schlafs für die
Erholung und die Erneuerung des Körpers und Geistes, was
einen frühen wissenschaftlichen Ansatz zur Erklärung dieses
Phänomens darstellte.

In der römischen Kultur wurde der Schlaf ebenfalls hoch geschätzt und als notwendiger Bestandteil eines ausgeglichenen
Lebens betrachtet. Der römische Dichter Ovid beschrieb in
seinen ›Metamorphosen‹ die Höhle des Schlafgottes Somnus als
einen Ort der Ruhe und Stille, weit entfernt vom Lärm und den
Sorgen der Welt. Diese Darstellung unterstreicht die Idee, dass
Schlaf ein Zufluchtsort und eine Quelle der Erholung ist.

Während des Mittelalters blieb das Verständnis des Schlafs
weitgehend von religiösen und mystischen Vorstellungen geprägt. Träume wurden oft als göttliche Eingebungen oder dä-

monische Versuchungen interpretiert. Der heilige Augustinus schrieb über die moralischen Implikationen von Träumen und betrachtete sie als Spiegelbild der inneren Verfassung der Seele. Diese mittelalterlichen Ansichten reflektieren eine tiefe Verbindung zwischen Schlaf, Spiritualität und dem moralischen Leben.

Mit dem Aufkommen der Renaissance und der wissenschaftlichen Revolution begannen sich die Ansichten über den Schlaf zu ändern. Der italienische Arzt und Anatom Andreas Vesalius führte detaillierte Studien zur menschlichen Anatomie durch und erkannte die Bedeutung des Gehirns für den Schlaf. Seine Arbeiten legten den Grundstein für die spätere Erforschung der neurophysiologischen Grundlagen des Schlafs.

Im 17. Jahrhundert entwickelte der französische Philosoph und Mathematiker René Descartes eine mechanistische Sicht auf den Schlaf. In seiner Schrift ›Le Monde‹ (Die Welt) beschrieb er den menschlichen Körper als eine Maschine, deren Funktionen durch den Fluss von ›Tierengeistern‹ in den Nerven gesteuert werden. Descartes' Ansatz betonte die physikalischen und biologischen Aspekte des Schlafs und trug dazu bei, das Phänomen aus dem Bereich der reinen Spekulation in den Bereich der wissenschaftlichen Untersuchung zu überführen.

Im 18. und 19. Jahrhundert nahm die wissenschaftliche Erforschung des Schlafs weiter Fahrt auf. Der schottische Arzt und Chemiker John Brown propagierte die Theorie, dass Schlaf durch eine Abnahme der Reizbarkeit des Nervensystems verursacht werde. Diese Theorie stand im Einklang mit den damaligen Vorstellungen von Erschöpfung und Erholung und führte zu weiteren Untersuchungen der physiologischen Prozesse des Schlafs.

Der deutsche Physiologe Ernst Heinrich Weber und sein Bruder Wilhelm Eduard Weber führten Experimente zur Schlafphysiologie durch und trugen zur Entwicklung der modernen Schlafforschung bei. Ihre Arbeiten zur Sinneswahrnehmung und Nervenleitgeschwindigkeit halfen, die grundlegenden Mechanismen des Schlafs besser zu verstehen.

Ein bedeutender Fortschritt in der Schlafforschung wurde im 19. Jahrhundert durch den französischen Arzt Jean-Martin Charcot erzielt, der als einer der Begründer der modernen Neurologie gilt. Charcot untersuchte Schlafstörungen und entwickelte neue Methoden zur Diagnose und Behandlung von Schlafproblemen. Seine Arbeiten legten den Grundstein für die moderne Schlafmedizin und eröffneten neue Wege zur Erforschung der neurologischen Aspekte des Schlafs.

Im frühen 20. Jahrhundert führten die Entdeckungen von Hans Berger, einem deutschen Psychiater, zur Erfindung des Elektroenzephalogramms (EEG), das die elektrische Aktivität des Gehirns misst. Diese bahnbrechende Technik ermöglichte es Wissenschaftlern, die verschiedenen Stadien des Schlafs zu identifizieren und zu analysieren. Die Entdeckung der REM-Phase (Rapid Eye Movement) und die Unterscheidung zwischen REM- und Non-REM-Schlaf waren Meilensteine in der

Schlafforschung und revolutionierten unser Verständnis des Schlafs.

Die Erforschung historischer Ansichten und Theorien über den Schlaf zeigt, wie sich unser Wissen über dieses grundlegende Phänomen im Laufe der Jahrhunderte entwickelt hat. Von den mythischen Vorstellungen der Antike über die spekulativen Theorien des Mittelalters bis hin zu den wissenschaftlichen Erkenntnissen der Neuzeit – jede Epoche hat ihren Beitrag zum Verständnis des Schlafs geleistet.

Dieses Kapitel bietet einen Einblick in die faszinierende Geschichte der Schlafforschung und zeigt, wie sich die Perspektiven und Methoden im Laufe der Zeit verändert haben. Es ist eine Reise durch die Evolution unseres Wissens über den Schlaf, die uns hilft, die tiefgreifende Bedeutung und die vielen Geheimnisse dieses unverzichtbaren Teils unseres Lebens besser zu verstehen.

Indem wir die historischen Ansichten und Theorien über den Schlaf erkunden, können wir die Fortschritte und Herausforderungen der modernen Schlafforschung besser würdigen und die Komplexität dieses Phänomens in einem breiteren Kontext sehen. Schlaf ist nicht nur ein biologischer Prozess, sondern auch ein kulturelles und historisches Phänomen, das unser Leben auf vielfältige Weise beeinflusst und bereichert.

Die Wissenschaft des Schlafs im 19. Jahrhundert - Einblick in die Schlafforschung und Entdeckungen des 19. Jahrhunderts

Das 19. Jahrhundert war eine Zeit des wissenschaftlichen Aufbruchs und des intensiven Forschens, in der zahlreiche grundlegende Entdeckungen in vielen Bereichen der Naturwissenschaften gemacht wurden. Auch die Erforschung des Schlafs profitierte von diesem wissenschaftlichen Eifer. Neue Technologien und Methoden ermöglichten es Forschern, die Mechanismen und Funktionen des Schlafs genauer zu untersuchen und zu verstehen. Dieses Kapitel beleuchtet die bedeutenden Fortschritte und Entdeckungen, die im 19. Jahrhundert zur Entwicklung der Schlafforschung beitrugen.

Mit der industriellen Revolution und dem Aufstieg der modernen Medizin begann sich das Interesse an physiologischen Prozessen zu intensivieren. Der Schlaf, lange Zeit ein Mysterium, wurde nun systematisch untersucht. Forscher wie der schottische Arzt und Chemiker John Brown entwickelten Theorien über die Reizbarkeit des Nervensystems. Brown glaubte, dass Schlaf durch eine Verringerung der Erregbarkeit der Nerven hervorgerufen werde. Diese Theorie spiegelte das damalige

Verständnis von Erschöpfung und Erholung wider und leitete eine neue Ära der experimentellen Schlafforschung ein.

Ein weiteres bedeutendes wissenschaftliches Duo des 19. Jahrhunderts waren die deutschen Brüder Ernst Heinrich Weber und Wilhelm Eduard Weber. Sie führten wegweisende Studien zur Sinneswahrnehmung und Nervenleitgeschwindigkeit durch. Ihre Forschung trug maßgeblich zum Verständnis der Physiologie bei und beeinflusste die Schlafforschung nachhaltig. Ihre Entdeckungen über die Geschwindigkeit, mit der Nervenimpulse durch den Körper reisen, halfen, die Mechanismen des Schlafs und des Wachens besser zu verstehen.

Im späten 19. Jahrhundert erlangte der französische Neurologe Jean-Martin Charcot Bekanntheit für seine Arbeiten zur Neurologie und zur Untersuchung von Schlafstörungen. Charcot, oft als einer der Väter der modernen Neurologie bezeichnet, widmete sich der Erforschung von Schlaf und Hypnose. Seine Studien über die Hypnose, einen Zustand, der gewisse Parallelen zum Schlaf aufweist, führten zu neuen Einsichten über das menschliche Bewusstsein und die physiologischen Grundlagen des Schlafs. Charcots Forschungen trugen zur Entwicklung neuer diagnostischer und therapeutischer Methoden für Schlafstörungen bei und legten den Grundstein für die moderne Schlafmedizin.

Die Arbeiten von Charcot und anderen führten zu einer neuen Sichtweise auf Schlafstörungen und deren Behandlung. Schlafapnoe, Insomnie und andere Schlafprobleme wurden nun systematisch untersucht, und die Erkenntnisse führten zu innovativen Ansätzen in der Behandlung und Prävention. Diese Fortschritte waren ein wichtiger Schritt in der Entwicklung der modernen Schlafforschung, die sich zunehmend auf empirische Untersuchungen und wissenschaftliche Methoden stützte.

Eine weitere bedeutende Entwicklung im 19. Jahrhundert war die Verbreitung des Elektromyogramms (EMG) und des Elektroenzephalogramms (EEG). Diese Technologien ermöglichten es Wissenschaftlern, die elektrische Aktivität der Muskeln und des Gehirns während des Schlafs zu messen. Diese Messungen lieferten wertvolle Daten über die verschiedenen Stadien des Schlafs und die Veränderungen, die im Gehirn und im Körper während des Schlafs auftreten. Die Entdeckung der verschiedenen Schlafphasen und die Identifikation von REM- und Non-REM-Schlaf waren entscheidende Fortschritte, die unser Verständnis des Schlafs revolutionierten.

Parallel zu diesen physiologischen Untersuchungen entwickelte sich auch das Interesse an den psychologischen Aspekten des Schlafs. Sigmund Freud, der Begründer der Psychoanalyse, begann seine wegweisenden Arbeiten zu Träumen und deren Bedeutung für das Unbewusste. Freuds Theorie, dass Träume eine Manifestation unterdrückter Wünsche und Ängste sind, beeinflusste das Verständnis von Schlaf und Träumen tiefgreifend. Obwohl Freuds Theorien heute teilweise umstritten sind, trugen sie dazu bei, die Bedeutung von Träumen und deren Rolle im psychischen Leben zu erforschen.

Die Erkenntnisse des 19. Jahrhunderts legten den Grundstein für die moderne Schlafforschung und öffneten die Tür zu einer neuen Ära des wissenschaftlichen Verständnisses. Der Schlaf wurde nicht länger als bloßer Zustand der Ruhe und Erholung betrachtet, sondern als komplexer und dynamischer Prozess, der eng mit der Gesundheit und dem Wohlbefinden verbunden ist. Die Untersuchungen und Entdeckungen dieser Zeit zeigten, dass Schlaf ein aktiver Prozess ist, der verschiedene physiologische und psychologische Funktionen erfüllt.

Diese Fortschritte führten auch zu einem besseren Verständnis der Auswirkungen von Schlafmangel und Schlafstörungen auf die Gesundheit. Es wurde erkannt, dass chronischer Schlafmangel schwerwiegende Folgen für den Körper und das Gehirn haben kann, einschließlich Beeinträchtigungen der kognitiven Funktion, Störungen des emotionalen Gleichgewichts und erhöhtem Risiko für eine Vielzahl von Gesundheitsproblemen. Diese Erkenntnisse unterstrichen die Notwendigkeit, Schlaf als wichtigen Bestandteil eines gesunden Lebensstils zu betrachten und die Bedingungen für einen guten Schlaf zu fördern.

Das 19. Jahrhundert war eine Zeit intensiver Forschung und bedeutender Entdeckungen, die unser Verständnis des Schlafs grundlegend veränderten. Die Fortschritte in der Physiologie, Neurologie und Psychologie trugen dazu bei, den Schlaf als komplexes und vielschichtiges Phänomen zu begreifen, das weit über das bloße Ruhen hinausgeht. Diese wissenschaftlichen Errungenschaften legten den Grundstein für die moderne Schlafforschung und eröffneten neue Perspektiven auf die Bedeutung und die Mechanismen des Schlafs.

In den folgenden Kapiteln werden wir tiefer in die verschiedenen Facetten des Schlafs eintauchen, von den biologischen Grundlagen und den gesundheitlichen Auswirkungen bis hin zu den kulturellen und spirituellen Dimensionen. Die Entdeckungen des 19. Jahrhunderts sind ein wichtiger Meilenstein auf dieser Reise und helfen uns, die vielen Geheimnisse und Rätsel des Schlafs besser zu verstehen und zu schätzen.

Die Neurobiologie des Schlafs: Die Rolle des Gehirns - Vertiefung in die neurologischen Aspekte des Schlafs und die Funktion des Gehirns

Der Schlaf ist ein faszinierendes Phänomen, das uns jeden Tag begleitet und dennoch voller Geheimnisse steckt. Besonders spannend ist die Rolle des Gehirns beim Schlaf, denn es ist der zentrale Akteur in diesem komplexen Prozess. In diesem Kapitel werden wir tief in die neurobiologischen Aspekte des Schlafs eintauchen und die Funktionen des Gehirns genauer beleuchten.

Während wir schlafen, durchläuft unser Gehirn verschiedene Phasen, die jeweils unterschiedliche Funktionen erfüllen. Diese Phasen sind nicht willkürlich, sondern folgen einem präzisen und gut orchestrierten Zyklus, der als Schlafarchitektur bezeichnet wird. Die beiden Hauptphasen des Schlafs sind der REM-Schlaf (Rapid Eye Movement) und der Non-REM-Schlaf. Jede dieser Phasen hat spezifische Merkmale und Funktionen, die für die Erholung und das Wohlbefinden des Körpers und des Geistes von entscheidender Bedeutung sind.

Die Schlafarchitektur: REM- und Non-REM-Schlaf

Der Non-REM-Schlaf besteht aus mehreren Stadien, die sich durch unterschiedliche Muster der Gehirnaktivität auszeichnen. Im ersten Stadium, dem leichten Schlaf, verlangsamen sich die Gehirnwellen und der Körper beginnt, sich zu entspannen. Im zweiten Stadium, dem mittleren Schlaf, treten sogenannte Schlafspindeln und K-Komplexe auf, die in den EEG-Aufzeichnungen sichtbar sind. Diese Muster sind Anzeichen dafür, dass das Gehirn beginnt, sich von äußeren Reizen abzuschirmen.

Das dritte und vierte Stadium, der Tiefschlaf oder Slow-Wave-Sleep (SWS), ist besonders wichtig für die körperliche Erholung und das Immunsystem. Während dieser Phase produzieren die Neuronen im Gehirn langsame, hochamplitudige Delta-Wellen. Diese tiefen, langsamen Wellen sind ein Zeichen dafür, dass das Gehirn in einen Zustand tiefster Ruhe eingetreten ist, der für die Regeneration von Körper und Geist essenziell ist.

Nach dem Tiefschlaf folgt der REM-Schlaf, der durch schnelle Augenbewegungen und eine erhöhte Gehirnaktivität gekennzeichnet ist. Während des REM-Schlafs ähneln die Gehirnwellen denen eines wachen Zustands, und die meisten unserer Träume treten in dieser Phase auf. REM-Schlaf ist entscheidend für die Konsolidierung von Gedächtnisinhalten und die Verarbeitung von Emotionen. In dieser Phase wird das Gehirn besonders aktiv, während die meisten Muskeln des Körpers gelähmt sind, um zu verhindern, dass wir unsere Träume physisch ausleben.

Die Rolle von Neurotransmittern und Gehirnstrukturen

Der Schlaf-Wach-Zyklus wird durch ein komplexes Zusammenspiel von Neurotransmittern und Gehirnstrukturen reguliert. Zwei der wichtigsten Neurotransmitter, die den Schlaf beeinflussen, sind Adenosin und Melatonin.

Adenosin ist ein Abbauprodukt des zellulären Energiestoffwechsels und spielt eine entscheidende Rolle bei der Regulierung des Schlafdrucks, also des Bedürfnisses zu schlafen. Im Laufe des Tages steigt die Konzentration von Adenosin im Gehirn an und fördert das Schlafbedürfnis. Während des Schlafs wird Adenosin abgebaut, wodurch wir nach einer erholsamen Nacht wieder frisch und ausgeruht aufwachen.

Melatonin, auch bekannt als das ›Schlafhormon‹, wird in der Zirbeldrüse des Gehirns produziert und hilft, den Schlaf-Wach-Rhythmus zu regulieren. Die Produktion von Melatonin wird durch Licht gesteuert: Bei Dunkelheit steigt die Melatoninproduktion an, wodurch wir schläfrig werden. Tageslicht hingegen hemmt die Melatoninproduktion und signalisiert dem Körper, wach und aufmerksam zu sein.

Eine zentrale Gehirnstruktur, die an der Regulation des Schlafs beteiligt ist, ist der Hypothalamus. Der Hypothalamus enthält verschiedene Kerne, darunter den suprachiasmatischen Kern (SCN), der als ›Hauptuhr‹ des Körpers fungiert und den zirkadianen Rhythmus steuert. Der SCN erhält Informationen über Lichtverhältnisse von den Augen und passt den Schlaf-Wach-Rhythmus entsprechend an.

Ein weiteres wichtiges Gehirngebiet ist der Thalamus, der als Verteilerstation für sensorische Informationen dient. Während des Schlafs hilft der Thalamus dabei, sensorische Reize zu blockieren, damit wir ungestört schlafen können. Im REM-Schlaf jedoch bleibt der Thalamus aktiv, was zur lebhaften Traumaktivität beiträgt.

Schlaf und Gehirnreinigung: Das glymphatische System

Eine der bemerkenswertesten Entdeckungen in der modernen Schlafforschung ist die Funktion des glymphatischen Systems. Dieses System, das erst vor kurzem entdeckt wurde, ist für die Reinigung des Gehirns von Abfallprodukten während des Schlafs verantwortlich. Ähnlich wie das lymphatische System, das Abfallstoffe aus dem Körper entfernt, spült das glymphatische System schädliche Proteine und Toxine aus dem Gehirn. Diese Reinigung ist besonders wichtig, um die Ansammlung von Substanzen wie Beta-Amyloid zu verhindern, die mit neurodegenerativen Erkrankungen wie Alzheimer in Verbindung gebracht werden.

Im Tiefschlaf weiten sich die Zwischenräume zwischen den Gehirnzellen, wodurch der Fluss von cerebrospinaler Flüssigkeit erleichtert wird. Dieser Prozess ermöglicht es dem Gehirn, effektiv Abfallprodukte zu entfernen und trägt zur Erhaltung der kognitiven Funktionen bei.

Die Bedeutung des Schlafs für die Neuroplastizität

Schlaf spielt auch eine zentrale Rolle bei der Neuroplastizität, der Fähigkeit des Gehirns, sich zu verändern und neue Verbindungen zu bilden. Während des Schlafs, insbesondere während des REM-Schlafs, werden synaptische Verbindungen gestärkt oder abgeschwächt, was entscheidend für das Lernen und die Gedächtniskonsolidierung ist. Forschungsergebnisse zeigen, dass Schlafmangel die Neuroplastizität beeinträchtigen kann, was zu kognitiven Defiziten und Lernschwierigkeiten führt.

Insgesamt ist der Schlaf ein hochkomplexer Prozess, der tief in den neurobiologischen Mechanismen unseres Gehirns verankert ist. Die verschiedenen Phasen des Schlafs, die Rolle von Neurotransmittern und Gehirnstrukturen sowie die Funktionen des glymphatischen Systems und der Neuroplastizität zeigen, wie essenziell Schlaf für unsere Gesundheit und unser Wohlbefinden ist. Durch ein besseres Verständnis der neurobiologischen Grundlagen des Schlafs können wir nicht nur unsere Schlafqualität verbessern, sondern auch die vielfältigen gesundheitlichen Vorteile des Schlafs besser nutzen.

Der Schlaf ist nicht nur eine passive Phase der Erholung, sondern ein aktiver Prozess, in dem das Gehirn auf Hochtouren arbeitet, um unseren Körper und Geist zu regenerieren und zu stärken. Indem wir die Komplexität und die Bedeutung des Schlafs anerkennen, können wir die notwendigen Schritte unternehmen, um unsere Schlafgewohnheiten zu optimieren und so einen entscheidenden Beitrag zu unserer allgemeinen Gesundheit und Lebensqualität leisten.

Traumwelten: Die Bedeutung von Träumen im Schlaf - Untersuchung der Rolle von Träumen und ihrer möglichen Funktionen

Träume sind seit jeher ein Mysterium, das die Menschheit fasziniert und inspiriert hat. Sie begleiten uns Nacht für Nacht, führen uns in fantastische Welten, konfrontieren uns mit unseren Ängsten und Hoffnungen und bieten oft rätselhafte Bilder, die unsere Vorstellungskraft herausfordern. Aber was sind Träume wirklich, und welche Funktionen erfüllen sie? In diesem Kapitel werden wir die Rolle von Träumen untersuchen und ihre möglichen Funktionen beleuchten.

Der REM-Schlaf:

Das Reich der Träume

Die meisten unserer Träume entstehen während des REM-Schlafs (Rapid Eye Movement), einer Phase, die durch schnelle Augenbewegungen, intensive Gehirnaktivität und lebhafte Traumsequenzen gekennzeichnet ist. Im REM-Schlaf ähnelt das EEG-Muster dem eines wachen Gehirns, was darauf hinweist, dass unser Gehirn während dieser Phase hochaktiv ist.

Diese erhöhte Aktivität steht im Gegensatz zur relativen Ruhe des Körpers, da die meisten Muskeln während des REM-Schlafs gelähmt sind, um uns davor zu schützen, unsere Träume physisch auszuleben.

Eine interessante Frage ist, warum unser Gehirn während des REM-Schlafs so aktiv ist und warum wir überhaupt träumen. Es gibt zahlreiche Theorien, die versuchen, die Funktion von Träumen zu erklären, von psychologischen bis hin zu neurobiologischen Ansätzen.

Träume als Spiegel der Psyche

Eine der ältesten und einflussreichsten Theorien über Träume stammt von Sigmund Freud, dem Begründer der Psychoanalyse. Freud betrachtete Träume als ›Königsweg zum Unbewussten‹ und glaubte, dass sie verborgene Wünsche und verdrängte Konflikte offenbaren. Nach Freud sind Träume eine Form der Wunscherfüllung, bei der unser Unterbewusstsein durch Symbole und Metaphern kommuniziert.

Freuds Theorie wurde von seinem Schüler Carl Gustav Jung weiterentwickelt, der Träume als Ausdruck archetypischer Bilder und kollektiver Symbole betrachtete. Für Jung waren Träume nicht nur persönliche, sondern auch universelle Botschaften, die uns mit dem kollektiven Unbewussten verbinden. Jung glaubte, dass Träume zur Selbstverwirklichung beitragen und uns helfen können, unser wahres Selbst zu erkennen und zu integrieren.

Obwohl Freuds und Jungs Theorien in der modernen Wissenschaft oft kritisch betrachtet werden, haben sie dazu beigetragen, das Interesse an der psychologischen Bedeutung von Träumen zu wecken und die Erforschung der Traumwelt voranzutreiben.

Träume und Gedächtniskonsolidierung

Eine der heute weit verbreiteten Theorien über die Funktion von Träumen ist die Gedächtniskonsolidierung. Diese Theorie besagt, dass Träume eine wichtige Rolle bei der Verarbeitung und Speicherung von Informationen spielen, die wir während des Tages gesammelt haben. Während des REM-Schlafs werden Gedächtnisinhalte reaktiviert und reorganisiert, was dazu beiträgt, dass sie langfristig im Gedächtnis verankert werden.

Studien haben gezeigt, dass Menschen, die nach dem Lernen neuer Informationen REM-Schlaf erleben, diese Informationen besser behalten als jene, die keinen REM-Schlaf haben. Träume könnten also eine Art ›offline‹-Prozess sein, bei dem das Gehirn Informationen verarbeitet, sortiert und integriert. Dieser Prozess hilft nicht nur beim Lernen, sondern auch bei der Problemlösung und Kreativität.

Emotionale Verarbeitung und psychische Gesundheit

Eine weitere wichtige Funktion von Träumen könnte die emotionale Verarbeitung sein. Während des REM-Schlafs und der damit verbundenen Traumaktivität scheinen emotionale Erinnerungen und Erlebnisse besonders intensiv verarbeitet zu werden. Das Gehirn nutzt Träume möglicherweise, um emotionale Belastungen zu verarbeiten und zu bewältigen, was zur psychischen Gesundheit beiträgt.

Träume können dabei helfen, negative Emotionen zu entschärfen und emotional belastende Ereignisse zu integrieren. Durch das Wiedererleben und Umstrukturieren von emotionalen Erinnerungen in Träumen kann das Gehirn eine Art ›emotionalen Ausgleich‹ schaffen. Dies könnte erklären, warum Menschen nach einer belastenden Erfahrung oft besonders lebhafte Träume haben und warum guter Schlaf für die emotionale Stabilität so wichtig ist.

Kreativität und Problemlösung im Schlaf

Träume sind oft geprägt von bizarren und unlogischen Szenarien, die der wachen Vernunft widersprechen. Doch gerade diese Eigenschaft könnte eine kreative Funktion erfüllen. Viele Künstler, Wissenschaftler und Erfinder berichten, dass sie in ihren Träumen auf kreative Ideen und Lösungen gestoßen sind, die sie im wachen Zustand nicht gefunden hätten.

Ein bekanntes Beispiel ist der Chemiker August Kekulé, der die Struktur des Benzolrings in einem Traum sah, in dem sich eine Schlange in den eigenen Schwanz biss. Auch der Komponist Paul McCartney hat berichtet, dass ihm die Melodie zu ›Yesterday‹ im Schlaf eingefallen ist. Diese Beispiele zeigen, dass Träume eine Quelle der Inspiration und Kreativität sein können.

Die Theorie der kreativen Problemlösung legt nahe, dass das Gehirn im Traumzustand freier und weniger eingeschränkt ist, was innovative Ideen und Lösungen ermöglicht. Während des REM-Schlafs können Informationen und Eindrücke auf neue und unerwartete Weise miteinander verknüpft werden, was zu originellen Einsichten und Entdeckungen führt.

Evolutionäre Perspektiven auf Träume

Ein weiterer Ansatz zur Erklärung der Funktion von Träumen ist die evolutionäre Perspektive. Einige Forscher glauben, dass Träume eine Art ›Training‹ für gefährliche Situationen sein könnten. Diese Theorie, bekannt als ›Bedrohungssimulationstheorie‹, besagt, dass Träume uns in eine sichere Umgebung versetzen, in der wir potenziell bedrohliche Szenarien durchspielen und unsere Reaktionen darauf üben können. Diese ›Trockenübungen‹ könnten in der realen Welt das Überleben sichern.

Träume könnten auch eine Rolle bei der sozialen Simulation spielen, indem sie uns helfen, soziale Interaktionen zu üben und zu verarbeiten. In unseren Träumen erleben wir oft komplexe soziale Szenarien, die uns helfen könnten, unser Verhalten und unsere Reaktionen in der realen Welt besser zu verstehen und anzupassen.

Zusammenfassung:

Die vielschichtige Bedeutung von Träumen

Die Bedeutung von Träumen ist ein faszinierendes und komplexes Thema, das viele verschiedene Facetten hat. Von der psychologischen Verarbeitung unbewusster Wünsche über die Gedächtniskonsolidierung und emotionale Verarbeitung bis hin zur Förderung von Kreativität und evolutionären Überlebensstrategien erfüllen Träume möglicherweise eine Vielzahl von Funktionen.

Obwohl die genauen Mechanismen und Zwecke des Träumens noch nicht vollständig verstanden sind, ist klar, dass Träume ein wesentlicher Bestandteil des menschlichen Erlebens sind. Sie bieten Einblicke in unser inneres Selbst, helfen uns, mit den Herausforderungen des Lebens umzugehen, und bereichern unser Leben auf vielfältige Weise.

In der fortlaufenden Erforschung der Traumwelten entdecken wir immer wieder neue Aspekte und Zusammenhänge, die unser Verständnis von Träumen vertiefen. Indem wir die Bedeutung und Funktionen von Träumen anerkennen und weiter untersuchen, können wir nicht nur unser Wissen erweitern, sondern auch neue Wege finden, um die Potenziale des Schlafs und der Träume für unser Wohlbefinden und unsere Gesundheit zu nutzen.

Schlafstörungen: Von Insomnie bis Parasomnien - Erkundung verschiedener Schlafstörungen und ihrer Auswirkungen

Schlaf ist eine grundlegende biologische Notwendigkeit, die für die Erholung und das reibungslose Funktionieren des Körpers und Geistes unerlässlich ist. Dennoch erleben viele Menschen im Laufe ihres Lebens Schlafstörungen, die ihre Lebensqualität erheblich beeinträchtigen können. Von Insomnie bis hin zu Parasomnien sind Schlafstörungen vielfältig und komplex, und ihre Auswirkungen reichen von milden Unannehmlichkeiten bis hin zu schwerwiegenden gesundheitlichen Problemen. In diesem Kapitel werden wir verschiedene Schlafstörungen erkunden und ihre Auswirkungen auf die Betroffenen untersuchen.

Insomnie:

Die Qual der schlaflosen Nächte

Insomnie, auch Schlaflosigkeit genannt, ist eine der häufigsten Schlafstörungen. Sie betrifft Menschen jeden Alters und zeichnet sich durch Schwierigkeiten beim Einschlafen, häufiges Aufwachen während der Nacht oder das Gefühl aus, nicht erfrischend geschlafen zu haben. Chronische Insomnie kann schwerwiegende Folgen haben, darunter Müdigkeit, Konzentrationsschwierigkeiten, Reizbarkeit und ein erhöhtes Risiko für psychische und körperliche Erkrankungen.

Die Ursachen von Insomnie sind vielfältig. Stress, Angst und Depression sind häufige Auslöser, ebenso wie bestimmte Medikamente, unregelmäßige Schlafgewohnheiten und ungünstige Schlafumgebungen. Die Behandlung von Insomnie kann von Änderungen der Schlafhygiene über kognitive Verhaltenstherapie bis hin zur medikamentösen Behandlung reichen.

Schlafapnoe:

Wenn der Atem stockt

Schlafapnoe ist eine ernste Schlafstörung, bei der die Atmung während des Schlafs wiederholt unterbrochen wird. Die häufigste Form, die obstruktive Schlafapnoe, entsteht durch eine Verengung oder Blockierung der oberen Atemwege. Diese Unterbrechungen können zu kurzen Aufwachreaktionen führen, die den Schlaf fragmentieren und die Schlafqualität stark beeinträchtigen.

Betroffene von Schlafapnoe leiden oft unter lauten Schnarchen, Tagesmüdigkeit und Konzentrationsproblemen. Unbehandelt kann Schlafapnoe das Risiko für Herz-Kreislauf-Erkrankungen, Schlaganfall und Diabetes erhöhen. Die Behandlung reicht von Lebensstiländerungen und Atemmasken (CPAP-Geräte) bis hin zu chirurgischen Eingriffen.

Restless-Legs-Syndrom:

Die unruhigen Beine

Das Restless-Legs-Syndrom (RLS) ist eine neurologische Störung, die einen unkontrollierbaren Drang verursacht, die Beine zu bewegen, oft begleitet von unangenehmen Empfindungen. Diese Symptome treten typischerweise in den Abendstunden und während des Schlafs auf, was zu erheblichen Schlafstörungen führen kann.

Die genauen Ursachen von RLS sind noch nicht vollständig verstanden, aber genetische Faktoren, Eisenmangel und bestimmte chronische Erkrankungen scheinen eine Rolle zu spielen. Die Behandlung umfasst oft Eisenpräparate, Medikamente zur Linderung der Symptome und Änderungen des Lebensstils.

Narkolepsie:

Der unkontrollierbare Schlafdrang

Narkolepsie ist eine neurologische Störung, die durch übermäßige Tagesschläfrigkeit und plötzliche Schlafanfälle gekennzeichnet ist. Betroffene können jederzeit und ohne Vorwarnung in den Schlaf fallen, was das tägliche Leben erheblich beeinträchtigen kann. Zusätzlich können sie unter Schlaflähmung und Halluzinationen leiden, die beim Einschlafen oder Aufwachen auftreten.

Die genaue Ursache der Narkolepsie ist noch nicht vollständig geklärt, doch es wird angenommen, dass ein Mangel an Hypocretin, einem Neurotransmitter, der die Schlaf-Wach-Regulation steuert, eine Rolle spielt. Die Behandlung umfasst medikamentöse Therapien zur Förderung der Wachheit und zur Unterdrückung von REM-Schlaf-Anomalien.

Parasomnien:

Die dunkle Seite des Schlafs

Parasomnien sind eine Gruppe von Schlafstörungen, die ungewöhnliche Verhaltensweisen und Erlebnisse während des Schlafs umfassen. Zu den bekanntesten Parasomnien gehören Schlafwandeln, Nachtschreck und Albträume.

Schlafwandeln tritt meist im tiefen Non-REM-Schlaf auf und kann zu komplexen Handlungen führen, die der Betroffene sich nicht erinnern kann. Schlafwandler bewegen sich oft durch das Haus und können sogar gefährliche Handlungen ausführen, wie das Verlassen des Hauses.

Nachtschrecken, meist bei Kindern, sind plötzliche Aufschreckreaktionen aus dem Tiefschlaf, die von intensivem Schreien und Panik begleitet werden. Anders als bei Albträumen erinnern sich die Betroffenen meist nicht an die Episode.

Albträume sind lebhafte, beängstigende Träume, die typischerweise im REM-Schlaf auftreten und zu plötzlichem Erwachen führen. Häufige Albträume können die Schlafqualität beeinträchtigen und zu Angstzuständen führen.

Die Auswirkungen von Schlafstörungen

Die Auswirkungen von Schlafstörungen können weitreichend und tiefgreifend sein. Kurzfristig führen sie zu Müdigkeit, verminderter Leistungsfähigkeit und erhöhter Reizbarkeit. Langfristig können sie das Risiko für schwerwiegende gesundheitliche Probleme wie Herz-Kreislauf-Erkrankungen, Diabetes, Depression und Angststörungen erhöhen.

Schlafstörungen können auch die Lebensqualität und das Wohlbefinden erheblich beeinträchtigen. Betroffene können Schwierigkeiten haben, berufliche und soziale Verpflichtungen zu erfüllen, was zu Isolation und vermindertem Selbstwertgefühl führen kann.

Wege zur Verbesserung des Schlafs

Die Behandlung von Schlafstörungen ist vielfältig und hängt von der spezifischen Störung und deren Ursachen ab. Allgemeine Maßnahmen zur Verbesserung des Schlafs, auch bekannt als Schlafhygiene, können vielen Menschen helfen, besser zu schlafen. Dazu gehören:

• **Regelmäßige Schlafenszeiten:**
Gehen Sie jeden Tag zur gleichen Zeit ins Bett und stehen Sie zur gleichen Zeit auf.

- **Schlafumgebung optimieren:**
Sorgen Sie für eine ruhige, dunkle und kühle Schlafumgebung.

- **Entspannungstechniken:**
Praktizieren Sie Entspannungstechniken wie Meditation oder Atemübungen vor dem Schlafengehen.

- **Vermeidung von Koffein und Alkohol:**
Reduzieren Sie den Konsum von Koffein und Alkohol, insbesondere in den Stunden vor dem Schlafengehen.

- **Bewegung:**
Regelmäßige körperliche Aktivität kann den Schlaf verbessern, sollte jedoch nicht kurz vor dem Schlafengehen stattfinden.

Zusammenfassung:

Der Weg zu einem besseren Schlaf

Schlafstörungen sind weit verbreitet und können das Leben der Betroffenen stark beeinträchtigen. Ein besseres Verständnis der verschiedenen Schlafstörungen und ihrer Ursachen ist der erste Schritt zur Verbesserung der Schlafqualität. Durch gezielte Maßnahmen und gegebenenfalls professionelle Hilfe können viele Menschen ihre Schlafprobleme in den Griff bekommen und so ihre Lebensqualität und Gesundheit nachhaltig verbessern.

Die Erforschung und Behandlung von Schlafstörungen ist ein fortlaufender Prozess, der immer wieder neue Erkenntnisse und Ansätze hervorbringt. Indem wir uns intensiver mit dem Schlaf und seinen Störungen beschäftigen, können wir nicht nur unser eigenes Wohlbefinden steigern, sondern auch anderen helfen, die nächtliche Ruhe zu finden, die für ein gesundes und erfülltes Leben unerlässlich ist.

Die Entdeckung der Schlafphasen - Vorstellung der verschiedenen Schlafphasen und ihrer Bedeutung für die Schlafforschung

Der Schlaf ist ein faszinierendes und komplexes Phänomen, das Wissenschaftler seit Jahrhunderten beschäftigt. Eine der bedeutendsten Entdeckungen in der Schlafforschung war die Identifikation der verschiedenen Schlafphasen. Diese Erkenntnis hat unser Verständnis vom Schlaf grundlegend verändert und ermöglicht es, die Mechanismen und Funktionen des Schlafs auf eine präzisere und wissenschaftlich fundierte Weise zu untersuchen.

Die Pioniere der Schlafphasenforschung

Die Erforschung der Schlafphasen begann ernsthaft in den 1950er Jahren, als die amerikanischen Wissenschaftler Nathaniel Kleitman und Eugene Aserinsky die Existenz des sogenannten REM-Schlafs (Rapid Eye Movement) entdeckten. Diese Phase, die durch schnelle Augenbewegungen unter den geschlossenen Lidern gekennzeichnet ist, unterschied sich deutlich von den anderen Schlafstadien, die als Non-REM-Schlaf (NREM) bezeichnet werden. Diese bahnbrechende Entdeckung markierte den Beginn einer neuen Ära in der Schlafforschung.

Kleitman und Aserinsky beobachteten, dass sich während der REM-Phase nicht nur die Augen schnell bewegten, sondern auch eine erhöhte Gehirnaktivität auftrat, die derjenigen im Wachzustand ähnelte. Diese Phase war zudem eng mit intensiven Träumen verbunden, was die Forschung in diesem Bereich weiter anregte. Ihre Arbeit legte den Grundstein für das Verständnis der verschiedenen Schlafstadien und deren Bedeutung für die Erholung und das Wohlbefinden des Menschen.

Die Non-REM-Schlafphasen

Der Schlafzyklus wird grob in zwei Hauptkategorien unterteilt: REM-Schlaf und Non-REM-Schlaf. Der Non-REM-Schlaf besteht aus drei Phasen, die jeweils durch unterschiedliche Merkmale und Funktionen gekennzeichnet sind.

Phase 1:

Leichtschlaf

Die erste Phase des Non-REM-Schlafs ist der Übergang vom Wachsein zum Schlafen. In dieser Phase entspannt sich der Körper allmählich, die Atmung wird langsamer, und die Muskelaktivität nimmt ab. Es ist eine kurze Phase, die in der Regel nur wenige Minuten dauert. In dieser Phase ist der Schlaf noch sehr leicht und es ist einfach, geweckt zu werden.

Phase 2:

Stabiler Schlaf

Die zweite Phase des Non-REM-Schlafs ist gekennzeichnet durch eine weitere Vertiefung des Schlafs. Die Herzfrequenz und die Körpertemperatur sinken, und die Augenbewegungen hören auf. Diese Phase macht den größten Teil des gesamten Schlafzyklus aus und ist wichtig für die Konsolidierung von Erinnerungen und die Verarbeitung von Informationen. In dieser Phase treten auch sogenannte ›Schlafspindeln‹ auf, kurze Burst von Gehirnaktivität, die im Elektroenzephalogramm (EEG) sichtbar sind.

Phase 3:

Tiefschlaf

Die dritte Phase, auch Tiefschlaf oder Delta-Schlaf genannt, ist die erholsamste Schlafphase. In dieser Phase treten die langsamsten Gehirnwellen auf, die sogenannten Delta-Wellen. Der Körper repariert und regeneriert sich, das Immunsystem wird gestärkt, und das Gewebe wird erneuert. Der Tiefschlaf ist besonders wichtig für die körperliche Erholung und das Wachstum bei Kindern. Menschen, die aus dieser Phase geweckt werden, fühlen sich oft desorientiert und groggy.

Der REM-Schlaf:

Das Tor zu den Träumen

Nach den Non-REM-Phasen folgt der REM-Schlaf, der etwa 90 Minuten nach dem Einschlafen eintritt. Diese Phase ist durch eine hohe Gehirnaktivität gekennzeichnet, die im EEG dem Wachzustand ähnelt. Der REM-Schlaf ist die Phase, in der die meisten lebhaften Träume stattfinden. Die Augen bewegen sich schnell in verschiedene Richtungen, und obwohl das Gehirn aktiv ist, bleibt der Körper in einer Art Lähmung, die sogenannte REM-Atonie, um zu verhindern, dass man seine Träume physisch auslebt.

Der REM-Schlaf spielt eine entscheidende Rolle für die emotionale Regulation und die Verarbeitung von Erinnerungen. Er trägt zur kognitiven Erholung bei und ermöglicht es, Emotionen und Erlebnisse zu verarbeiten. Ein Mangel an REM-Schlaf kann zu Problemen wie erhöhter Reizbarkeit, Konzentrationsschwierigkeiten und sogar psychischen Störungen führen.

Der Schlafzyklus:

Ein dynamischer Prozess

Ein vollständiger Schlafzyklus, bestehend aus den Non-REM- und REM-Phasen, dauert etwa 90 bis 110 Minuten. In einer typischen Nacht durchläuft eine Person mehrere solcher Zyklen. Zu Beginn der Nacht dominieren die Tiefschlafphasen, während im Laufe der Nacht die Dauer der REM-Phasen zunimmt. Diese zyklische Natur des Schlafs ist entscheidend für die Aufrechterhaltung der körperlichen und geistigen Gesundheit.

Bedeutung der Schlafphasen für die Schlafforschung

Die Entdeckung und Erforschung der Schlafphasen hat unser Verständnis von Schlaf erheblich erweitert. Durch die Untersuchung der spezifischen Funktionen jeder Phase können Wissenschaftler besser verstehen, wie Schlaf zur Erholung und zum Wohlbefinden beiträgt. Die Kenntnis der Schlafphasen hat auch zur Entwicklung gezielter Therapien und Behandlungen für Schlafstörungen geführt. So können beispielsweise Schlafmedikamente und Verhaltenstherapien darauf abzielen, die Qualität und Struktur des Schlafs zu verbessern, indem sie die verschiedenen Phasen des Schlafs berücksichtigen.

Darüber hinaus hat die Forschung gezeigt, dass bestimmte Schlafphasen mit spezifischen kognitiven und körperlichen Funktionen verbunden sind. Zum Beispiel ist der Tiefschlaf entscheidend für die körperliche Erholung und das Immunsystem, während der REM-Schlaf für die emotionale Regulation und das Gedächtnis unerlässlich ist. Dieses Wissen hat dazu geführt, dass Schlaf als dynamischer Prozess betrachtet wird, bei dem jede Phase eine einzigartige und wichtige Rolle spielt.

Zusammenfassung:

Die Kunst des Schlafs

Die Entdeckung der Schlafphasen hat einen tiefen Einblick in die Komplexität und Bedeutung des Schlafs ermöglicht. Sie hat gezeigt, dass Schlaf weit mehr ist als eine passive Ruhephase – er ist ein aktiver, zyklischer Prozess, der für unser körperliches und geistiges Wohlbefinden unerlässlich ist. Durch das Verständnis der verschiedenen Schlafphasen und ihrer Funktionen können wir nicht nur die Ursachen und Behandlungsmöglichkeiten von Schlafstörungen besser erkennen, sondern auch die Bedeutung eines qualitativ hochwertigen Schlafs für unsere Gesundheit und Lebensqualität wertschätzen. Die Erforschung der Schlafphasen bleibt ein faszinierendes und fortlaufendes Feld, das immer wieder neue Erkenntnisse und Perspektiven bietet.

Schlaf im Tierreich: Vergleichende Analyse - Einführung: Ein Blick über den menschlichen Schlaf hinaus

Der Schlaf ist ein universelles Phänomen, das nicht nur den Menschen, sondern auch eine erstaunliche Vielfalt von Tierarten betrifft. Von winzigen Insekten bis hin zu riesigen Walen, Schlaf ist ein wesentlicher Bestandteil des Lebenszyklus vieler Lebewesen. Doch die Art und Weise, wie Tiere schlafen, unterscheidet sich erheblich von der menschlichen Schlafarchitektur. In diesem Kapitel werden wir die faszinierenden Schlafgewohnheiten und -strategien verschiedener Tierarten untersuchen, um ein tieferes Verständnis für die Vielfalt und Komplexität des Schlafs im Tierreich zu gewinnen.

Säugetiere:

Variationen und Anpassungen

Säugetiere weisen ein breites Spektrum an Schlafmustern auf, die stark von ihrer Lebensweise, ihrer Umgebung und ihren evolutionären Anpassungen abhängen. Beispielsweise verbringen Fledermäuse, die nachtaktive Jäger sind, den größten Teil des Tages kopfüber hängend im Schlaf. Sie schlafen etwa 19

Stunden pro Tag, um Energie für ihre nächtlichen Jagdausflüge zu sparen.

Im Gegensatz dazu schlafen Löwen, die Spitzenprädatoren sind, ebenfalls bis zu 20 Stunden am Tag. Diese langen Schlafphasen ermöglichen es ihnen, Energie für die Jagd und den Kampf um Territorien zu konservieren. Elefanten hingegen schlafen nur etwa vier bis sechs Stunden pro Tag, meist in kurzen Nickerchen, da sie als große Pflanzenfresser ständig Nahrung suchen müssen, um ihren enormen Energiebedarf zu decken.

Interessanterweise zeigen viele Säugetiere, einschließlich Menschen und Hunde, klare Phasen von REM- und Non-REM-Schlaf. Die Dauer und Häufigkeit dieser Phasen können jedoch stark variieren. Beispielsweise haben Hunde einen kürzeren Schlafzyklus als Menschen, was dazu führt, dass sie häufiger REM-Schlaf erleben, aber jede Episode ist kürzer.

Vögel:

Der Schlaf im Flug

Vögel bieten ein besonders faszinierendes Beispiel für die Anpassung des Schlafs an extreme Lebensbedingungen. Einige Vogelarten, wie die Albatrosse, verbringen Monate im Flug über den Ozeanen und müssen daher eine einzigartige Schlafstrategie entwickeln. Forschungen haben gezeigt, dass diese Vögel in der Lage sind, während des Fliegens in kurzen Phasen von wenigen Sekunden zu schlafen, was als unihemisphärischer Schlaf bezeichnet wird. Dabei schläft eine Gehirn-hälfte, während die andere wach bleibt, sodass der Vogel wei-terfliegen und auf Gefahren reagieren kann.

Dieser unihemisphärische Schlaf ist auch bei vielen anderen Vogelarten, wie Enten und Tauben, zu beobachten. Er ermög-licht es ihnen, in gefährlichen Umgebungen zu schlafen, indem sie ein Auge offen und wachsam halten. Vögel können auch die Länge und Intensität ihres Schlafs je nach Bedarf und Umge-bung anpassen, was ihnen eine große Flexibilität und Überle-bensvorteile bietet.

Reptilien und Amphibien:

Einfache Schlafmuster

Die Schlafmuster von Reptilien und Amphibien sind im Ver-gleich zu Säugetieren und Vögeln weniger komplex. Diese Tie-re zeigen oft keine klaren REM- oder Non-REM-Phasen. Stattdessen haben sie einfachere Schlafmuster, die oft als Ru-hephasen bezeichnet werden. Reptilien wie Echsen und Schlangen verbringen einen Großteil ihrer Zeit in einem Zu-stand reduzierter Aktivität, um Energie zu sparen und sich vor Fressfeinden zu verstecken.

Interessanterweise zeigen einige Studien, dass Krokodile eine Art von unihemisphärischem Schlaf aufweisen könnten, ähn-lich wie Vögel. Dies ermöglicht es ihnen, im Wasser zu schla-fen und gleichzeitig auf mögliche Bedrohungen zu achten. Die-se Anpassungen zeigen, wie selbst bei weniger komplexen Tieren Schlafstrategien entwickelt wurden, um das Überleben zu sichern.

Fische:

Schlaf ohne Augenlider

Fische bieten ein weiteres faszinierendes Beispiel für die Vielfalt des Schlafs im Tierreich. Da die meisten Fische keine Augenlider haben, schlafen sie oft mit offenen Augen. Ihr Schlaf wird durch Verhaltensänderungen wie reduzierte Bewegung und eine verringerte Reaktionsbereitschaft auf äußere Reize gekennzeichnet.

Einige Fischarten, wie die Zebrafische, zeigen Schlafmuster, die REM-ähnlichen Phasen ähneln, obwohl sie keine Augenbewegungen haben. Andere, wie Haie, müssen ständig in Bewegung bleiben, um das Wasser über ihre Kiemen zu pumpen. Diese Haie haben spezielle Schlafstrategien entwickelt, bei denen sie in Strömungen ruhen oder sogar Schlafperioden während des Schwimmens einlegen.

Insekten:

Der Mikro-Schlaf

Selbst bei Insekten findet man Schlaf, obwohl dieser oft in sehr kurzen und fragmentierten Phasen auftritt. Bienen zum Beispiel zeigen einen Zustand reduzierter Aktivität, der als Schlaf interpretiert wird. Während dieser Ruhephasen sinken ihre Körpertemperatur und Herzfrequenz, und sie sind weniger reaktionsbereit auf äußere Reize.

Fruchtfliegen, ein beliebtes Modell in der Schlafforschung, haben gezeigt, dass sie Schlaf benötigen, um Gedächtnis und Lernen zu konsolidieren. Diese Insekten schlafen oft in kurzen Phasen von wenigen Minuten, was jedoch für ihre kognitive Funktion und Überlebensfähigkeit entscheidend ist.

Zusammenfassung:

Die Vielfalt des Schlafs im Tierreich

Die Untersuchung des Schlafverhaltens im Tierreich zeigt eine beeindruckende Vielfalt an Anpassungen und Strategien, die die Bedeutung des Schlafs für das Überleben und die Gesundheit unterstreichen. Jede Tierart hat einzigartige Lösungen entwickelt, um den Herausforderungen ihrer Umgebung zu begegnen und gleichzeitig den notwendigen Schlaf zu erhalten. Diese Vielfalt bietet nicht nur faszinierende Einblicke in die Biologie des Schlafs, sondern auch wertvolle Erkenntnisse für die menschliche Schlafforschung.

Durch das Studium des Schlafs bei Tieren können Wissenschaftler besser verstehen, wie Schlafmuster entstehen und welche Funktionen sie erfüllen. Diese Erkenntnisse tragen dazu bei, neue Ansätze zur Behandlung von Schlafstörungen zu entwickeln und das allgemeine Verständnis der biologischen Notwendigkeit des Schlafs zu vertiefen. Die Erforschung des Schlafs im Tierreich bleibt ein lebendiges und aufregendes Feld, das weiterhin Überraschungen und neue Entdeckungen bereithält.

Die Psychologie des Schlafs: Emotionen und Verhalten - Einführung: Die versteckten Dimensionen des Schlafs

Der Schlaf ist nicht nur eine biologische Notwendigkeit, sondern auch ein komplexes psychologisches Phänomen, das eng mit unseren Emotionen und Verhaltensweisen verknüpft ist. In diesem Kapitel werden wir einen tiefen Einblick in die psychologischen Aspekte des Schlafs erhalten, die oft übersehen werden, aber einen entscheidenden Einfluss auf unsere Schlafqualität und unser Wohlbefinden haben.

Die Rolle von Emotionen im Schlaf

Emotionen spielen eine zentrale Rolle im Schlaf und beeinflussen sowohl den Einschlafprozess als auch die Qualität des Schlafs. Positive Emotionen wie Glück und Zufriedenheit können dazu beitragen, den Schlaf zu erleichtern und die Schlafqualität zu verbessern, indem sie Stress reduzieren und das Gefühl von Sicherheit und Geborgenheit fördern.

Auf der anderen Seite können negative Emotionen wie Angst, Sorge und Traurigkeit den Schlaf stören und zu Schlafstörungen führen. Menschen, die unter Depressionen oder Angstzuständen leiden, neigen oft zu Schlafproblemen, da ihre überaktiven Gehirne es ihnen schwer machen, zur Ruhe zu kommen und einzuschlafen.

Traumwelten:

Die emotionale Dimension der Träume

Träume sind ein Fenster zu unserer emotionalen Welt und können tiefe Einblicke in unsere unbewussten Gedanken, Wünsche und Ängste bieten. Während des REM-Schlafs durchleben wir oft intensive Träume, die von starken Emotionen begleitet werden. Diese Träume können uns helfen, ungelöste Konflikte zu verarbeiten, kreative Lösungen für Probleme zu finden und uns auf bevorstehende Herausforderungen vorzubereiten.

Forschungen haben gezeigt, dass Träume auch eine wichtige Rolle bei der Regulation unserer Emotionen spielen. Durch das Träumen können wir negative Gefühle wie Ärger oder Traurigkeit ausdrücken und verarbeiten, was zu einer emotionalen Entlastung und einem Gefühl der Befreiung führen kann.

Schlafverhalten und Persönlichkeit

Unser Schlafverhalten ist eng mit unserer Persönlichkeit verbunden und kann viel über unsere individuellen Merkmale und Vorlieben verraten. Menschen mit einem hohen Maß an Gewissenhaftigkeit neigen dazu, einen regelmäßigen Schlafplan einzuhalten und gute Schlafgewohnheiten zu pflegen, während

Personen mit einer neurotischen Persönlichkeit eher zu Schlafstörungen und unruhigem Schlaf neigen.

Äußere Einflüsse wie Stress, Arbeitsbelastung und soziale Interaktionen können ebenfalls das Schlafverhalten und die Schlafqualität beeinflussen. Menschen, die in stressigen Umgebungen arbeiten oder unter Beziehungsproblemen leiden, haben oft Schwierigkeiten, zur Ruhe zu kommen und tiefen, erholsamen Schlaf zu finden.

Zusammenfassung:

Die Komplexität der psychologischen Dimension des Schlafs

Die psychologischen Aspekte des Schlafs sind vielfältig und facettenreich und spielen eine entscheidende Rolle für unser Wohlbefinden und unsere Lebensqualität. Indem wir die emotionale und Verhaltensdimension des Schlafs besser verstehen, können wir effektivere Strategien zur Verbesserung unserer Schlafqualität entwickeln und ein tieferes Verständnis für die Bedeutung des Schlafs für unsere psychische Gesundheit gewinnen.

Schlaf und Gesundheit: Auswirkungen auf den Körper und Geist - Einführung: Die unsichtbaren Heilkräfte des Schlafs

Der Schlaf ist weit mehr als nur eine Ruhepause für den Körper. Er spielt eine entscheidende Rolle für unsere körperliche und geistige Gesundheit und hat weitreichende Auswirkungen auf nahezu alle Aspekte unseres Wohlbefindens. In diesem Kapitel werden wir uns eingehend mit den gesundheitlichen Bedeutungen eines ausgewogenen Schlafs befassen und die vielfältigen Auswirkungen auf Körper und Geist erkunden.

Körperliche Regeneration während des Schlafs

Während wir schlafen, durchläuft unser Körper eine Reihe komplexer Regenerationsprozesse, die für die Aufrechterhaltung seiner Funktionen und die Reparatur von Geweben und Zellen unerlässlich sind. Muskeln werden repariert, das Immunsystem gestärkt und Stoffwechselprozesse optimiert. Ein ausreichender und qualitativ hochwertiger Schlaf ist daher entscheidend für die Erhaltung unserer körperlichen Gesundheit und die Vorbeugung von Krankheiten.

Schlaf und das Immunsystem

Eine der wichtigsten Funktionen des Schlafs ist die Stärkung des Immunsystems. Während wir schlafen, produziert unser Körper Proteine, die für die Bekämpfung von Infektionen und Entzündungen unerlässlich sind. Ein chronischer Schlafmangel kann das Immunsystem schwächen und das Risiko für Infektionen erhöhen, während ein ausreichender Schlaf die Immunfunktion stärken und die Widerstandsfähigkeit gegen Krankheiten verbessern kann.

Auswirkungen von Schlafmangel auf die kognitive Funktion

Neben den körperlichen Auswirkungen hat Schlafmangel auch erhebliche Folgen für die kognitive Funktion und das geistige Wohlbefinden. Studien haben gezeigt, dass Schlafentzug die Aufmerksamkeit, das Gedächtnis, die Lernfähigkeit und die Entscheidungsfindung beeinträchtigen kann. Langfristiger Schlafmangel wird mit einem erhöhten Risiko für neurodegenerative Erkrankungen wie Alzheimer und Demenz in Verbindung gebracht.

Schlaf und emotionale Regulation

Ein ausgewogener Schlaf spielt auch eine wichtige Rolle bei der Regulation unserer Emotionen und psychischen Gesundheit. Während des Schlafs werden emotionale Erlebnisse verarbeitet und in das Langzeitgedächtnis integriert, was zu einer emotionalen Stabilisierung und einem besseren Umgang mit Stress und Angstzuständen führen kann. Menschen, die regelmäßig ausreichend schlafen, zeigen oft eine bessere emotionale Regulation und ein höheres Maß an psychischem Wohlbefinden.

Schlaf und Herz-Kreislauf-Gesundheit

Schlafmangel kann auch schwerwiegende Auswirkungen auf die Herz-Kreislauf-Gesundheit haben und das Risiko für Herzinfarkt, Schlaganfall und Bluthochdruck erhöhen. Während des Schlafs reguliert der Körper den Blutdruck, senkt den Herzschlag und reduziert die Entzündung im Körper. Ein chronischer Schlafmangel kann diese Prozesse stören und das Risiko für kardiovaskuläre Erkrankungen erhöhen.

Zusammenfassung:

Die Bedeutung eines ausgewogenen Schlafs für Körper und Geist

Die gesundheitlichen Auswirkungen eines ausgewogenen Schlafs sind vielfältig und weitreichend. Ein erholsamer Schlaf ist entscheidend für die körperliche Regeneration, die Stärkung des Immunsystems, die kognitive Funktion, die emotionale Regulation und die Vorbeugung von Krankheiten. Indem wir die Bedeutung des Schlafs für unsere Gesundheit erkennen und entsprechende Maßnahmen ergreifen, können wir einen wichtigen Beitrag zu unserem Wohlbefinden und unserer Lebensqualität leisten.

Schlafmittel und ihre Geschichte: Eine Reise durch die Zeit - Einführung: Der ewige Wunsch nach erholsamem Schlaf

Der Wunsch nach erholsamem Schlaf begleitet die Menschheit seit ihren Anfängen. Im Laufe der Geschichte haben Menschen verschiedene Mittel und Methoden entwickelt, um den Schlaf zu fördern und Schlafstörungen zu lindern. In diesem Kapitel unternehmen wir eine Reise durch die Geschichte der Schlafmittel, von den frühen pflanzlichen Heilmitteln bis zu den modernen pharmazeutischen Lösungen, und untersuchen ihre Anwendung und Wirkung.

Frühe Heilmittel:

Die Weisheit der Antike

In den frühesten Kulturen griffen die Menschen auf die Natur zurück, um Schlafprobleme zu behandeln. Antike Zivilisationen wie die Ägypter, Griechen und Römer nutzten eine Vielzahl von Kräutern und Pflanzenextrakten, um den Schlaf zu fördern. Mohn, aus dem Opium gewonnen wird, war eines der ersten bekannten Schlafmittel und wurde schon im alten Ägypten verwendet. Auch die Griechen und Römer nutzten Opium, oft in Kombination mit anderen Kräutern, um Schlaflosigkeit zu behandeln.

Neben dem Mohn wurden auch andere Pflanzen wie Baldrian, Kamille und Lavendel geschätzt. Baldrian, eine Pflanze mit beruhigenden Eigenschaften, wurde von den Römern und Griechen zur Behandlung von Schlaflosigkeit verwendet. Kamille, bekannt für ihre milde sedierende Wirkung, fand ebenfalls früh Eingang in die Kräuterkunde. Lavendel, wegen seines angenehmen Duftes und beruhigenden Effekts, wurde sowohl als Duftöl als auch in Form von Tees verwendet, um den Schlaf zu fördern.

Mittelalter und Renaissance:

Magie und Medizin

Im Mittelalter und in der Renaissance vermischten sich Magie und Medizin, und Schlafmittel wurden oft in einem rituellen Kontext verwendet. Heilkundige, oft als Kräuterfrauen oder Hexen bezeichnet, stellten Tränke und Salben aus einer Vielzahl von Kräutern her. Baldrian und Hopfen wurden weiterhin genutzt, aber auch neu entdeckte Pflanzen wie Passionsblume und Zitronenmelisse fanden Anwendung.

Die Renaissance brachte eine wissenschaftlichere Herangehensweise an die Medizin, und Schlafmittel wurden systematischer untersucht. Paracelsus, ein berühmter Arzt und Alchemist, experimentierte mit verschiedenen Substanzen und trug zur Weiterentwicklung der Pharmakologie bei. Er untersuchte die beruhigenden Eigenschaften von Substanzen wie Opium und entwickelte Mischungen, die sowohl Schlaf als auch Schmerzen lindern sollten.

19. Jahrhundert:

Die Ära der synthetischen Schlafmittel

Mit dem Beginn des 19. Jahrhunderts und dem Aufkommen der modernen Chemie begann eine neue Ära der Schlafmittel. Chloralhydrat, 1832 von Justus von Liebig synthetisiert, war eines der ersten synthetischen Schlafmittel und wurde schnell populär. Es wirkte stark sedierend und wurde in der medizinischen Praxis weit verbreitet eingesetzt.

Ein weiteres bedeutendes Schlafmittel dieser Zeit war der Bromid, eingeführt in den 1850er Jahren. Bromide wurden aufgrund ihrer beruhigenden und krampflösenden Eigenschaften häufig verschrieben, gerieten jedoch später wegen ihrer Nebenwirkungen und des Missbrauchspotenzials in Verruf.

20. Jahrhundert:

Von Barbituraten zu Benzodiazepinen

Das 20. Jahrhundert sah die Einführung von Barbituraten, die in den frühen 1900er Jahren entwickelt wurden. Diese Medikamente, darunter bekannte Namen wie Phenobarbital und Secobarbital, wurden als starke Schlafmittel und Beruhigungsmittel eingesetzt. Barbiturate waren effektiv, hatten jedoch ein hohes Suchtpotenzial und ein gefährliches Nebenwirkungsprofil, was oft zu Überdosierungen und Todesfällen führte.

Die Suche nach sichereren Alternativen führte in den 1960er Jahren zur Entdeckung der Benzodiazepine. Diese Medikamente, zu denen Valium (Diazepam) und Xanax (Alprazolam) gehören, boten eine beruhigende Wirkung bei geringerem Risiko einer tödlichen Überdosierung. Benzodiazepine revolutionierten die Behandlung von Schlafstörungen und Angstzuständen, waren jedoch auch nicht frei von Problemen wie Abhängigkeit und Entzugserscheinungen.

Gegenwart und Zukunft:

Moderne Schlafmittel und alternative Ansätze

In der heutigen Zeit gibt es eine Vielzahl von Schlafmitteln, die sowohl verschreibungspflichtig als auch rezeptfrei erhältlich sind. Moderne nicht-benzodiazepine Schlafmittel wie Zolpidem (Ambien) und Eszopiclon (Lunesta) wurden entwickelt, um die Risiken der älteren Generationen von Schlafmitteln zu minimieren. Diese Medikamente wirken schnell und haben eine kürzere Halbwertszeit, was das Risiko von Abhängigkeit und Nebenwirkungen verringert.

Parallel zu den pharmakologischen Entwicklungen gibt es ein wachsendes Interesse an alternativen und natürlichen Schlafmitteln. Melatonin, ein Hormon, das den Schlaf-Wach-Rhythmus reguliert, ist ein populäres Ergänzungsmittel, das vielen Menschen mit Schlafproblemen hilft. Auch CBD (Can-

nabidiol), ein nicht-psychoaktives Cannabinoid aus der Hanf-
pflanze, gewinnt an Popularität als natürliches Schlafmittel.

Zusammenfassung:

Die Evolution der Schlafmittel

Die Geschichte der Schlafmittel ist ein Spiegelbild der ständigen Suche der Menschheit nach erholsamem Schlaf. Von den
frühen pflanzlichen Heilmitteln bis zu den modernen pharmazeutischen Lösungen hat sich unser Verständnis und unsere
Herangehensweise an Schlafprobleme kontinuierlich weiterentwickelt. Während wir weiterhin nach sicheren und effekti-
ven Methoden suchen, um den Schlaf zu verbessern, bleibt
eines klar: Der Wunsch nach einem guten Schlaf ist zeitlos und
universell.

Die biologische Uhr: Schlaf-Wach-Rhythmen und Chronobiologie - Einführung: Der Taktgeber des Lebens

Die menschliche Existenz ist untrennbar mit dem Rhythmus der Natur verbunden. Tag und Nacht, Licht und Dunkelheit prägen unser Leben und beeinflussen unser Verhalten. Im Zentrum dieses rhythmischen Zusammenspiels steht die biologische Uhr, die unseren Schlaf-Wach-Rhythmus steuert und eine wesentliche Rolle in der Chronobiologie spielt. In diesem Kapitel beleuchten wir die biologischen Grundlagen dieser inneren Uhr und ihre Bedeutung für unser tägliches Leben und unsere Gesundheit.

Die Entdeckung der inneren Uhr

Die Vorstellung, dass biologische Prozesse von einer inneren Uhr gesteuert werden, ist vergleichsweise neu. Erst in den 1970er Jahren gelang es Wissenschaftlern, die Mechanismen dieser Uhr zu entschlüsseln. Frühe Experimente mit Tieren und Pflanzen legten den Grundstein für die Chronobiologie. Diese Experimente zeigten, dass viele Organismen auch ohne äußere Zeitgeber, wie das Licht, einen regelmäßigen 24-

Stunden-Rhythmus beibehalten. Diese Erkenntnis führte zur Entdeckung der sogenannten zirkadianen Rhythmen.

Zirkadiane Rhythmen:

Der 24-Stunden-Zyklus

Zirkadiane Rhythmen sind biologische Prozesse, die einem etwa 24-Stunden-Zyklus folgen. Diese Rhythmen werden durch innere Zeitgeber gesteuert, die von äußeren Einflüssen wie Licht und Temperatur synchronisiert werden. Das Hauptsteuerelement dieser inneren Uhr befindet sich im suprachiasmatischen Nukleus (SCN) im Hypothalamus des Gehirns. Der SCN empfängt Signale von den Augen über den Sehnerv und passt den inneren Rhythmus entsprechend der Lichtverhältnisse an.

Die Rolle des Lichts

Licht ist der wichtigste äußere Zeitgeber für unsere biologische Uhr. Es beeinflusst die Produktion von Melatonin, einem Hormon, das den Schlaf-Wach-Rhythmus reguliert. Bei Dunkelheit steigt der Melatoninspiegel, was Schläfrigkeit fördert, während bei Tageslicht die Produktion von Melatonin gehemmt wird, wodurch wir wach und aufmerksam bleiben. Diese Anpassung an die Lichtverhältnisse ermöglicht es unserem Körper, sich an den Tag-Nacht-Zyklus anzupassen und einen regelmäßigen Schlaf-Wach-Rhythmus aufrechtzuerhalten.

Genetische Grundlagen der Chronobiologie

Die Chronobiologie hat gezeigt, dass die biologische Uhr von einer Reihe von Genen gesteuert wird, die als Uhrgene bezeichnet werden. Diese Gene regulieren die Produktion von Proteinen, die in einem Feedback-Schleifensystem arbeiten, um den 24-Stunden-Rhythmus aufrechtzuerhalten. Mutationen in diesen Genen können zu Störungen der zirkadianen Rhythmen führen und eine Vielzahl von Schlafstörungen und anderen gesundheitlichen Problemen verursachen.

Die Auswirkungen auf Gesundheit und Wohlbefinden

Ein gut synchronisierter Schlaf-Wach-Rhythmus ist entscheidend für unsere Gesundheit und unser Wohlbefinden. Chronobiologische Forschungen haben gezeigt, dass Störungen in diesen Rhythmen mit einer Reihe von gesundheitlichen Problemen verbunden sind, darunter Schlafstörungen, Depressionen, Herz-Kreislauf-Erkrankungen und Stoffwechselstörungen. Schichtarbeit, Jetlag und unregelmäßige Schlafgewohnheiten können die innere Uhr aus dem Gleichgewicht bringen und diese gesundheitlichen Risiken erhöhen.

Chronotypen:

Die Unterschiede zwischen Morgen- und Abendmenschen

Nicht alle Menschen haben denselben Schlaf-Wach-Rhythmus. Die Chronobiologie hat gezeigt, dass es individuelle Unterschiede gibt, die als Chronotypen bezeichnet werden. Morgenmenschen, auch Lerchen genannt, neigen dazu, früh aufzuwachen und früh ins Bett zu gehen, während Abendmenschen, auch Eulen genannt, später aktiv werden und später schlafen gehen. Diese Unterschiede sind genetisch bedingt und können Einfluss auf die Tagesleistung und das Wohlbefinden haben.

Die Zukunft der Chronobiologie

Die Chronobiologie ist ein schnell wachsendes Forschungsfeld, das weiterhin neue Erkenntnisse über die Bedeutung der biologischen Uhr und ihre Auswirkungen auf die Gesundheit liefert. Zukünftige Forschungen könnten zu neuen Behandlungsansätzen für Schlafstörungen und andere gesundheitliche Probleme führen, die durch Störungen der zirkadianen Rhythmen verursacht werden. Die Entwicklung von lichtbasierten Therapien und personalisierten Behandlungsplänen, die auf den individuellen Chronotyp abgestimmt sind, könnte die Lebensqualität vieler Menschen verbessern.

Zusammenfassung:

Die Kunst, im Einklang mit der inneren Uhr zu leben

Das Verständnis der biologischen Uhr und ihrer Rolle in unserem Leben ist von entscheidender Bedeutung für unser Wohlbefinden. Indem wir die Prinzipien der Chronobiologie in unser tägliches Leben integrieren, können wir unseren Schlaf-Wach-Rhythmus optimieren und unsere Gesundheit fördern. Ob durch die Anpassung unserer Lichtumgebung, die Berücksichtigung unseres Chronotyps oder die Förderung regelmäßiger Schlafgewohnheiten – im Einklang mit unserer inneren Uhr zu leben, ist der Schlüssel zu einem gesünderen und erfüllteren Leben.

Schlaf und Kreativität: Verbindung und Einfluss - Einleitung: Der schöpferische Schlummer

Schlaf ist nicht nur eine Zeit der Ruhe und Erholung, sondern auch eine Phase intensiver geistiger Aktivität. In den geheimnisvollen Tiefen des Schlafs können sich kreative Ideen und innovative Lösungen entfalten, die im wachen Zustand oft unzugänglich bleiben. In diesem Kapitel beleuchten wir die faszinierende Beziehung zwischen Schlaf und Kreativität und untersuchen, wie unterschiedliche Schlafphasen und Traumerlebnisse kreative Prozesse beeinflussen.

Die kreative Kraft der Träume

Träume sind eines der bemerkenswertesten Phänomene des Schlafs und spielen eine zentrale Rolle in der Kreativität. Viele Künstler, Schriftsteller und Wissenschaftler haben berichtet, dass sie ihre bedeutendsten Ideen im Traum fanden. Der surrealistische Maler Salvador Dalí und der Schriftsteller Edgar Allan Poe nutzten ihre Träume bewusst als Quelle der Inspiration. Dalí ging sogar so weit, Techniken zu entwickeln, um in den hypnagogischen Zustand, der Übergangsphase zwischen Wachsein und Schlaf, einzutreten und daraus künstlerische Inspiration zu schöpfen.

Der Traumzustand erlaubt es dem Gehirn, ungewöhnliche Verbindungen herzustellen und kreative Lösungen zu finden, die im wachen Zustand oft blockiert sind. Träume öffnen eine Tür zu unbewussten Gedanken und Emotionen, die in der bewussten Wachwelt nicht zugänglich sind. Diese Verbindung zum Unbewussten kann tiefgreifende Einsichten und originelle Ideen hervorbringen.

Die Rolle der Schlafphasen

Die verschiedenen Schlafphasen, insbesondere der REM-Schlaf (Rapid Eye Movement), spielen eine wesentliche Rolle für die Kreativität. Während des REM-Schlafs ist das Gehirn äußerst aktiv, und diese Phase ist eng mit lebhaften Träumen verbunden. Studien haben gezeigt, dass REM-Schlaf die Fähigkeit verbessert, kreative Probleme zu lösen, da das Gehirn in dieser Phase in der Lage ist, scheinbar unzusammenhängende Informationen zu integrieren und innovative Lösungen zu generieren.

Im Gegensatz dazu ist der Tiefschlaf, der sogenannte Non-REM-Schlaf, für die Konsolidierung von Gedächtnisinhalten und das Lernen von Bedeutung. Während dieser Phase verarbeitet das Gehirn die Ereignisse und Informationen des Tages, was ebenfalls zur Kreativität beitragen kann. Eine ausgewogene Mischung aus REM- und Non-REM-Schlaf ist daher entscheidend für die kreative Leistungsfähigkeit.

Wissenschaftliche Erkenntnisse zur Kreativität im Schlaf

Die wissenschaftliche Erforschung der Beziehung zwischen Schlaf und Kreativität hat in den letzten Jahrzehnten bedeutende Fortschritte gemacht. Experimente haben gezeigt, dass Menschen nach einer Schlafphase kreative Aufgaben besser lösen können als nach einer Phase des Wachbleibens. In einer Studie wurde Teilnehmern eine kreative Aufgabe gestellt, die sie vor und nach einem kurzen Nickerchen lösen sollten. Diejenigen, die in den REM-Schlaf eintauchten, zeigten eine signifikante Verbesserung ihrer kreativen Fähigkeiten im Vergleich zu denen, die nur gedöst oder wach geblieben waren.

Darüber hinaus haben Forschungen gezeigt, dass Schlafstörungen und Schlafmangel die kreative Leistungsfähigkeit erheblich beeinträchtigen können. Menschen, die unter Schlaflosigkeit oder unregelmäßigem Schlaf leiden, haben oft Schwierigkeiten, neue Ideen zu entwickeln und innovative Lösungen zu finden. Dies unterstreicht die Bedeutung eines gesunden Schlafmusters für die Aufrechterhaltung und Förderung kreativer Fähigkeiten.

Die Anwendung von Schlaftechniken zur Förderung der Kreativität

Viele Menschen haben spezielle Techniken entwickelt, um den Schlaf gezielt zur Förderung ihrer Kreativität zu nutzen. Einige nutzen Nickerchen oder gezielte Schlafphasen, um kreative Blockaden zu überwinden und neue Ideen zu generieren.

Der Schriftsteller und Erfinder Thomas Edison war bekannt dafür, kurze Schlafphasen zu nutzen, um seine kreative Energie zu steigern. Er hielt oft metallische Kugeln in seinen Händen, während er einschlief, sodass das Geräusch der fallenden Kugeln ihn aufweckte und er sich an seine Gedanken im halbwachen Zustand erinnern konnte.

Ein weiterer Ansatz zur Förderung der Kreativität ist das sogenannte ›Lucid Dreaming‹ oder Klarträumen, bei dem der Träumer sich bewusst ist, dass er träumt, und die Fähigkeit hat, den Verlauf des Traums zu beeinflussen. Klarträumen ermöglicht es, die Traumwelt aktiv zu erkunden und kreative Ideen gezielt zu entwickeln.

Kreativität und der Alltag:

Wie Schlaf unser Denken formt

Die Verbindung zwischen Schlaf und Kreativität ist nicht nur auf künstlerische oder wissenschaftliche Genies beschränkt. Jeder Mensch kann von den kreativen Kräften des Schlafs profitieren. Ob es darum geht, alltägliche Probleme zu lösen, neue Ansätze in der Arbeit zu finden oder persönliche Herausforderungen zu meistern – der Schlaf bietet eine wertvolle Ressource für kreatives Denken und innovative Lösungen.

Eine bewusste Schlafhygiene und die Pflege gesunder Schlafgewohnheiten können die kreativen Potenziale jedes Einzelnen erheblich steigern. Regelmäßige Schlafzeiten, eine entspannende Schlafumgebung und der Verzicht auf Stimulanzien wie

Koffein und Bildschirmlicht vor dem Schlafengehen tragen dazu bei, die Qualität des Schlafs zu verbessern und die kreativen Kräfte des Gehirns zu entfesseln.

Zusammenfassung:

Der Schlaf als Quelle der Kreativität

Schlaf ist weit mehr als eine Phase der Erholung – er ist ein Schmelztiegel kreativer Energie und ein Katalysator für Innovation und Originalität. Die komplexen Prozesse, die während des Schlafs ablaufen, ermöglichen es dem Gehirn, über den Tellerrand hinauszublicken, unkonventionelle Verbindungen herzustellen und neue Ideen zu entwickeln. Indem wir den Wert des Schlafs für die Kreativität erkennen und nutzen, können wir nicht nur unsere geistige Gesundheit und Leistungsfähigkeit verbessern, sondern auch unser kreatives Potenzial voll ausschöpfen. Die Erfindung des Schlafs mag eine biologische Notwendigkeit sein, doch sie ist auch ein Geschenk an die menschliche Kreativität – ein Geschenk, das es zu hegen und zu pflegen gilt.

Schlafhygiene: Tipps für einen gesunden Schlaf - Die Kunst des Schlafens: Grundlagen der Schlafhygiene

Schlaf ist eine fundamentale Notwendigkeit für das Wohlbefinden des Menschen. Er wirkt sich auf nahezu alle Aspekte unserer Gesundheit aus, von der kognitiven Leistungsfähigkeit bis hin zur körperlichen Regeneration. Trotz seiner Bedeutung kämpfen viele Menschen mit Schlafproblemen und unzureichender Schlafqualität. Um die Vorteile eines erholsamen Schlafs voll ausschöpfen zu können, bedarf es einer guten Schlafhygiene – einer Sammlung von Praktiken und Gewohnheiten, die einen gesunden Schlaf fördern. In diesem Kapitel beleuchten wir, wie Sie durch einfache, aber effektive Maßnahmen Ihre Schlafqualität verbessern können.

Der ideale Schlafraum:

Eine Oase der Ruhe schaffen

Der erste Schritt zu besserem Schlaf beginnt mit der Gestaltung des Schlafraums. Ein Schlafzimmer sollte eine ruhige und erholsame Umgebung bieten, die frei von Ablenkungen und Störfaktoren ist. Eine angenehme Raumtemperatur zwischen 16 und 18 Grad Celsius, dunkle Vorhänge oder Jalousien sowie eine gute Belüftung tragen maßgeblich zur Schlafqualität bei. Ein bequemer und unterstützender Schlafplatz, wie eine hochwertige Matratze und Kissen, sind ebenfalls entscheidend, um Rückenschmerzen und Unbehagen zu vermeiden.

Neben der physischen Gestaltung des Schlafzimmers spielt auch die Geräuschkulisse eine Rolle. Weiße oder rosa Rauschen können helfen, störende Geräusche zu überdecken und eine beruhigende Atmosphäre zu schaffen. Zudem können ätherische Öle wie Lavendel, die für ihre beruhigenden Eigenschaften bekannt sind, durch einen Diffusor im Schlafzimmer verwendet werden, um eine entspannende Atmosphäre zu fördern.

Der Rhythmus des Schlafs:

Regelmäßigkeit als Schlüssel

Unser Körper verfügt über eine innere Uhr, die den Schlaf-Wach-Rhythmus steuert, auch bekannt als circadianer Rhythmus. Dieser Rhythmus wird durch regelmäßige Schlaf- und Wachzeiten unterstützt. Es ist daher ratsam, jeden Tag zur gleichen Zeit ins Bett zu gehen und aufzuwachen, auch an Wochenenden. Diese Regelmäßigkeit hilft, den biologischen Rhythmus zu stabilisieren und fördert einen tiefen, erholsamen Schlaf.

Vor dem Zubettgehen sollte eine entspannende Routine eingehalten werden, die den Körper auf den Schlaf vorbereitet. Aktivitäten wie Lesen, Meditieren oder ein warmes Bad können helfen, den Geist zu beruhigen und die Schlafbereitschaft zu erhöhen. Wichtig ist, in dieser Zeit auf anregende Aktivitäten zu verzichten, die den Geist aktivieren und das Einschlafen erschweren könnten.

Die Rolle von Licht und Dunkelheit

Licht ist einer der stärksten externen Faktoren, die unseren circadianen Rhythmus beeinflussen. Das morgendliche Tageslicht hilft, die innere Uhr zu stellen und fördert das Wachsein. Daher ist es vorteilhaft, tagsüber viel Zeit im Freien zu verbringen oder zumindest in einem hellen Raum zu arbeiten.

Am Abend hingegen sollte die Exposition gegenüber künstlichem Licht, insbesondere blauem Licht von Bildschirmen und elektronischen Geräten, reduziert werden. Blaues Licht hemmt die Produktion von Melatonin, einem Hormon, das den Schlaf fördert. Durch die Verwendung von Bildschirmen mit Blaulichtfilter oder das Tragen von Brillen, die blaues Licht blockieren, können die negativen Auswirkungen minimiert werden. Idealerweise sollten elektronische Geräte mindestens eine Stunde vor dem Schlafengehen ausgeschaltet werden.

Ernährung und Schlaf:

Die richtige Balance finden

Auch die Ernährung spielt eine wichtige Rolle für die Schlafqualität. Es empfiehlt sich, schwere Mahlzeiten, Koffein und Alkohol vor dem Schlafengehen zu vermeiden. Schwere Mahlzeiten können zu Verdauungsproblemen führen, die den Schlaf stören, während Koffein und Alkohol die Schlafarchitektur negativ beeinflussen können.

Ein leichter Snack, der reich an Tryptophan ist – einer Aminosäure, die die Produktion von Melatonin und Serotonin fördert – kann hingegen förderlich sein. Lebensmittel wie Milch, Bananen und Nüsse sind gute Quellen für Tryptophan und können helfen, den Schlaf zu unterstützen.

Bewegung und Schlaf:

Die Synergie von Körper und Geist

Regelmäßige körperliche Aktivität hat zahlreiche gesundheitliche Vorteile und kann auch die Schlafqualität erheblich verbessern. Bewegung hilft, den Körper zu ermüden und den Stress abzubauen, was das Einschlafen erleichtert. Allerdings sollte intensive körperliche Aktivität nicht unmittelbar vor dem Schlafengehen stattfinden, da dies den Körper anregen und das Einschlafen erschweren kann. Idealerweise sollte das Training mindestens drei Stunden vor dem Zubettgehen abgeschlossen sein.

Yoga und Dehnübungen sind besonders hilfreich, um den Körper zu entspannen und die Schlafbereitschaft zu fördern. Diese sanften Übungen können helfen, Muskelverspannungen zu lösen und den Geist zu beruhigen, was einen tiefen und erholsamen Schlaf unterstützt.

Mentale Entspannung:

Den Geist zur Ruhe bringen

Stress und Sorgen sind häufige Ursachen für Schlafstörungen. Techniken zur mentalen Entspannung können daher eine wertvolle Ergänzung zur Schlafhygiene sein. Meditation, Achtsamkeitsübungen und Atemtechniken sind bewährte Methoden, um den Geist zu beruhigen und Stress abzubauen. Durch regelmäßige Praxis können diese Techniken helfen, eine positive Schlafumgebung zu schaffen und das Einschlafen zu erleichtern.

Das Führen eines Schlafjournals kann ebenfalls hilfreich sein, um Stress abzubauen. Indem Sie Ihre Gedanken und Sorgen vor dem Schlafengehen aufschreiben, können Sie den Geist entlasten und sich besser auf den Schlaf vorbereiten. Zudem können Sie in einem Schlafjournal auch Ihre Schlafgewohnheiten und -muster dokumentieren, um potenzielle Störfaktoren zu identifizieren und gezielt anzugehen.

Technologie und Schlaf:

Digital Detox vor dem Zubettgehen

In unserer modernen, technologiegetriebenen Welt sind wir ständig von Bildschirmen umgeben. Die Nutzung von Smartphones, Tablets und Computern bis spät in die Nacht kann jedoch die Schlafqualität beeinträchtigen. Ein ›Digital Detox‹ vor dem Schlafengehen, bei dem elektronische Geräte ausgeschaltet oder zumindest nicht verwendet werden, kann die Schlafhygiene erheblich verbessern. Lesen Sie stattdessen ein Buch, hören Sie beruhigende Musik oder praktizieren Sie Entspannungstechniken, um sich auf den Schlaf vorzubereiten.

Der individuelle Schlafbedarf:

Auf den Körper hören

Jeder Mensch hat unterschiedliche Schlafbedürfnisse, und es ist wichtig, auf die Signale des eigenen Körpers zu hören. Während die meisten Erwachsenen zwischen sieben und neun Stunden Schlaf pro Nacht benötigen, kann der individuelle Bedarf variieren. Achten Sie darauf, wie Sie sich nach verschiedenen Schlafmengen fühlen, und passen Sie Ihre Schlafgewohnheiten entsprechend an, um die für Sie optimale Schlafdauer zu finden.

Zusammenfassung:

Der Weg zu erholsamem Schlaf

Schlafhygiene ist mehr als nur eine Sammlung von Tipps – sie ist eine Lebensweise, die darauf abzielt, die bestmöglichen Voraussetzungen für einen erholsamen Schlaf zu schaffen. Durch die bewusste Gestaltung der Schlafumgebung, regelmäßige Schlafgewohnheiten, gesunde Ernährung, körperliche Aktivität und mentale Entspannung können Sie die Qualität Ihres Schlafs erheblich verbessern. Ein gesunder Schlaf ist nicht nur entscheidend für das körperliche Wohlbefinden, sondern auch für die geistige Gesundheit und Leistungsfähigkeit. Indem Sie die Prinzipien der Schlafhygiene in Ihren Alltag integrieren, können Sie die transformative Kraft des Schlafs voll ausschöpfen und ein erfüllteres, gesünderes Leben führen.

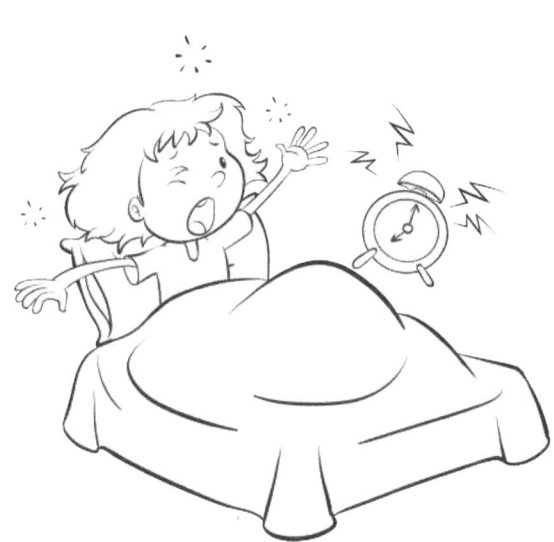

Schlaf im digitalen Zeitalter: Technologie und Bildschirmzeit - Die digitale Revolution und unser Schlaf

In den letzten Jahrzehnten hat die digitale Revolution nahezu jeden Aspekt unseres Lebens verändert. Von Smartphones über Tablets bis hin zu Laptops – Technologie ist allgegenwärtig und unverzichtbar geworden. Diese Entwicklung hat jedoch nicht nur unsere Kommunikation und Arbeitsweise transformiert, sondern auch unseren Schlaf erheblich beeinflusst. In diesem Kapitel untersuchen wir die Auswirkungen von Technologie und Bildschirmzeit auf den Schlaf und bieten praktische Maßnahmen zur Förderung eines gesunden Schlafverhaltens in unserer digitalisierten Welt.

Blaulicht:

Ein unsichtbarer Störfaktor

Ein Hauptproblem im Zusammenhang mit der Nutzung von Bildschirmen vor dem Schlafengehen ist das blaue Licht, das von diesen Geräten ausgestrahlt wird. Blaulicht hat eine kürzere Wellenlänge und eine höhere Energie als andere Lichtarten, was dazu führt, dass es tief in die Augen eindringt und die Produktion des Schlafhormons Melatonin hemmt. Melatonin ist entscheidend für die Regulierung des Schlaf-Wach-Rhythmus, und seine Unterdrückung kann das Einschlafen erschweren und die Schlafqualität mindern.

Studien haben gezeigt, dass die Exposition gegenüber blauem Licht am Abend die Schlaflatenz verlängert, die Schlafdauer verkürzt und die Schlafqualität beeinträchtigt. Diese Effekte sind besonders bei Jugendlichen und jungen Erwachsenen ausgeprägt, die häufig bis spät in die Nacht an ihren Geräten aktiv sind. Das Bewusstsein für die Auswirkungen von Blaulicht ist der erste Schritt, um diesem Problem entgegenzuwirken.

Die digitale Ablenkung:

Ein ständiger Begleiter

Neben der physischen Wirkung des Blaulichts stellt die Nutzung von Technologie vor dem Schlafengehen auch eine mentale Herausforderung dar. Ständige Benachrichtigungen, soziale Medien und endlose Informationsströme können das Gehirn stimulieren und verhindern, dass es zur Ruhe kommt. Diese mentale Überstimulation erschwert das Abschalten und das Erreichen eines entspannten Zustands, der für einen erholsamen Schlaf notwendig ist.

Die ständige Erreichbarkeit und das Bedürfnis, auf Nachrichten und Updates sofort zu reagieren, tragen ebenfalls zu einem erhöhten Stresslevel bei. Dieser digitale Stress kann die Fähigkeit, einzuschlafen, erheblich beeinträchtigen und zu Schlafstörungen führen. Es ist daher wichtig, bewusste Maßnahmen zu ergreifen, um diese digitalen Ablenkungen zu minimieren.

Digital Detox:

Maßnahmen für einen besseren Schlaf

Eine der effektivsten Maßnahmen zur Förderung eines gesunden Schlafverhaltens im digitalen Zeitalter ist der sogenannte ›Digital Detox‹. Dies bedeutet, die Nutzung von elektronischen Geräten bewusst zu reduzieren oder ganz zu vermeiden, insbesondere in den Stunden vor dem Schlafengehen. Hier sind einige praktische Tipps, um einen erfolgreichen Digital Detox zu implementieren:

• **Bildschirmfreie Zeit vor dem Schlafengehen:**

Schalten Sie Ihre elektronischen Geräte mindestens eine Stunde vor dem Schlafengehen aus. Diese bildschirmfreie Zeit ermöglicht es Ihrem Gehirn, sich zu entspannen und sich auf den Schlaf vorzubereiten.

• **Nachtmodus und Blaulichtfilter:**

Viele Geräte bieten mittlerweile einen Nachtmodus oder Blaulichtfilter an, der die Emission von Blaulicht reduziert. Nutzen Sie diese Einstellungen, um die negativen Auswirkungen auf Ihren Schlaf zu minimieren.

- **Entspannungsrituale:**

Entwickeln Sie entspannende Abendrituale, die nicht mit Technologie verbunden sind. Lesen Sie ein Buch, hören Sie beruhigende Musik oder praktizieren Sie Meditation und Atemübungen, um Ihren Geist zur Ruhe zu bringen.

- **Schlafzimmer als technikfreie Zone:**

Gestalten Sie Ihr Schlafzimmer zu einer technikfreien Zone. Vermeiden Sie es, elektronische Geräte wie Smartphones, Tablets oder Laptops mit ins Bett zu nehmen. Ein klassischer Wecker kann das Smartphone als Weckgerät ersetzen und verhindert, dass Sie nachts durch Nachrichten oder Benachrichtigungen gestört werden.

- **Bewusster Umgang mit sozialen Medien:**

Seien Sie sich der Zeit bewusst, die Sie in sozialen Medien verbringen, und setzen Sie sich klare Grenzen. Apps zur Bildschirmzeitüberwachung können hilfreich sein, um die Nutzung zu kontrollieren und zu reduzieren.

Technologie zur Verbesserung des Schlafs

Trotz der Herausforderungen, die Technologie für unseren Schlaf darstellen kann, gibt es auch zahlreiche technologische Innovationen, die zur Verbesserung des Schlafs beitragen können. Schlaf-Apps, Wearables und smarte Schlafprodukte bieten vielfältige Möglichkeiten, den Schlaf zu überwachen, zu analysieren und zu verbessern.

Schlaf-Apps können Entspannungstechniken, geführte Meditationen und beruhigende Klänge bieten, die das Einschlafen erleichtern. Wearables wie Fitness-Tracker und Smartwatches überwachen Schlafmuster und bieten wertvolle Einblicke in die Schlafqualität. Sie können dabei helfen, Schlafprobleme zu identifizieren und gezielte Maßnahmen zur Verbesserung des Schlafs zu ergreifen.

Smarte Schlafprodukte wie Matratzen und Kissen mit integrierter Technologie zur Temperaturregulierung oder Schlafsensoren können ebenfalls zur Schlafförderung beitragen. Diese Produkte passen sich den individuellen Bedürfnissen an und schaffen optimale Bedingungen für einen erholsamen Schlaf.

Die Balance finden:

Technologie und gesunder Schlaf

Im digitalen Zeitalter ist es nahezu unmöglich, vollständig auf Technologie zu verzichten. Es geht vielmehr darum, eine Balance zu finden und einen bewussten Umgang mit digitalen Geräten zu pflegen. Indem wir die negativen Auswirkungen von Bildschirmzeit und Blaulicht minimieren und gleichzeitig die Vorteile technologischer Innovationen nutzen, können wir die Grundlage für einen gesunden Schlaf schaffen.

Der Schlüssel liegt in der Achtsamkeit und der bewussten Gestaltung unserer Schlafumgebung und -gewohnheiten. Indem wir uns der potenziellen Störfaktoren bewusst werden und gezielte Maßnahmen ergreifen, können wir die Qualität unseres Schlafs erheblich verbessern und die zahlreichen Vorteile eines erholsamen Schlafs voll ausschöpfen. Schlaf ist nicht nur eine biologische Notwendigkeit, sondern auch eine Quelle der Erneuerung und des Wohlbefindens, die es verdient, geschützt und gepflegt zu werden.

In einer Welt, die nie schläft, ist es umso wichtiger, dass wir lernen, wie wir unseren Schlaf bewahren können. Die Integration bewährter Praktiken der Schlafhygiene und ein bewusster Umgang mit Technologie sind entscheidende Schritte, um den Schlaf zu schützen und zu fördern. Indem wir diese Prinzipien in unseren Alltag integrieren, können wir die transformative Kraft des Schlafs nutzen und ein gesünderes, ausgeglicheneres Leben führen.

Schlaf als Forschungsfeld: Aktuelle Erkenntnisse und Trends - Die dynamische Welt der Schlafforschung

Die Schlafforschung hat in den letzten Jahrzehnten enorme Fortschritte gemacht. Was einst ein mysteriöses und weitgehend unerforschtes Phänomen war, ist heute ein intensiv studiertes Gebiet, das eine Vielzahl von Disziplinen umfasst, darunter Neurologie, Psychologie, Medizin und sogar Genetik. Schlaf ist nicht länger nur eine biologische Notwendigkeit, sondern ein komplexes, multidimensionales Phänomen, das tiefgreifende Auswirkungen auf unsere Gesundheit und unser Wohlbefinden hat. In diesem Kapitel werfen wir einen Blick auf die aktuellen Entwicklungen und Trends in der Schlafforschung, die unser Verständnis und unsere Behandlung von Schlaf revolutionieren.

Die Rolle der Genetik in der Schlafforschung

Eine der aufregendsten Entwicklungen in der Schlafforschung ist die Entdeckung der genetischen Grundlagen des Schlafs. Wissenschaftler haben herausgefunden, dass Gene eine entscheidende Rolle bei der Regulierung unseres Schlaf-Wach-Rhythmus spielen. Studien an Zwillingen und Familien haben gezeigt, dass bestimmte Schlafmuster und Schlafstörungen eine starke genetische Komponente haben. Durch die Identifizierung spezifischer Gene, die den Schlaf beeinflussen, hoffen Forscher, maßgeschneiderte Behandlungen für Schlafstörungen entwickeln zu können.

Ein bemerkenswertes Beispiel ist die Entdeckung des ›DEC2‹-Gens, das bei Menschen mit einer natürlichen Veranlagung zu kurzem Schlaf (weniger als sechs Stunden pro Nacht) mutiert ist. Diese Menschen können trotz weniger Schlaf ausgeruht und funktionsfähig bleiben, was auf eine genetische Anpassung hinweist. Solche Erkenntnisse könnten in Zukunft dazu beitragen, personalisierte Therapien zu entwickeln, die auf den individuellen genetischen Code eines Menschen abgestimmt sind.

Neurowissenschaftliche Fortschritte:

Die Entschlüsselung des Gehirns im Schlaf

Die Fortschritte in der Neurobildgebungstechnologie, wie die funktionelle Magnetresonanztomographie (fMRT) und die Positronenemissionstomographie (PET), haben es Wissenschaftlern ermöglicht, das schlafende Gehirn in Echtzeit zu beobachten. Diese Technologien haben unser Verständnis der verschiedenen Schlafphasen und der damit verbundenen Hirnaktivitäten erheblich erweitert.

Forscher haben entdeckt, dass bestimmte Gehirnregionen während des Schlafs besonders aktiv sind. Zum Beispiel ist der Hippocampus, eine Region, die für die Gedächtnisbildung verantwortlich ist, während des REM-Schlafs (Rapid Eye Movement) besonders aktiv. Dies unterstützt die Theorie, dass Träume und REM-Schlaf eine wichtige Rolle bei der Konsolidierung von Erinnerungen und dem Lernen spielen. Diese Erkenntnisse haben nicht nur unser Verständnis des Schlafs vertieft, sondern auch neue Wege für die Behandlung von Gedächtnisstörungen und anderen neurologischen Erkrankungen eröffnet.

Schlaf und Immunfunktion:

Eine symbiotische Beziehung

Ein weiteres aufstrebendes Forschungsfeld untersucht die enge Beziehung zwischen Schlaf und dem Immunsystem. Es wird zunehmend klar, dass Schlaf eine wesentliche Rolle bei der Regulierung der Immunfunktion spielt. Studien haben gezeigt, dass Schlafmangel die Produktion von Zytokinen, Proteinen, die Entzündungen und Immunantworten steuern, beeinträchtigt. Dies kann zu einer erhöhten Anfälligkeit für Infektionen und chronische Krankheiten führen.

Aktuelle Forschungen untersuchen, wie Schlafstörungen die Entwicklung von Autoimmunerkrankungen und die Wirksamkeit von Impfstoffen beeinflussen. Zum Beispiel haben Studien gezeigt, dass eine ausreichende Schlafdauer die Antikörperantwort auf Impfungen verbessert, was die Bedeutung des Schlafs für die Gesundheit unterstreicht. Diese Erkenntnisse könnten dazu beitragen, neue Strategien zur Förderung der öffentlichen

Gesundheit und zur Prävention von Krankheiten zu entwickeln.

Die Zukunft der Schlaftherapie:

Innovative Ansätze

Traditionelle Methoden zur Behandlung von Schlafstörungen, wie kognitive Verhaltenstherapie (CBT) und pharmakologische Interventionen, bleiben wichtige Werkzeuge. Doch die Schlafforschung schreitet voran und bringt innovative Ansätze hervor, die das Potenzial haben, die Behandlung von Schlafstörungen zu revolutionieren.

Ein solcher Ansatz ist die Verwendung von ›Digitalen Therapeutika‹ (Digital Therapeutics, DTx). Diese beinhalten die Anwendung von softwarebasierten Interventionen zur Behandlung von Schlafstörungen. Apps und Online-Programme, die auf kognitiver Verhaltenstherapie basieren, bieten Patienten eine zugängliche und kostengünstige Möglichkeit, ihre Schlafprobleme zu bewältigen. Erste Studien zeigen vielversprechende Ergebnisse hinsichtlich der Wirksamkeit dieser digitalen Lösungen.

Ein weiteres spannendes Feld ist die Erforschung von ›Neurofeedback‹. Bei dieser Methode werden Gehirnaktivitäten in Echtzeit überwacht und zurückgemeldet, um Patienten zu helfen, ihre Hirnaktivitäten zu regulieren und so ihre Schlafqualität zu verbessern. Diese nicht-invasive Technik zeigt Potenzial als ergänzende Therapie für Menschen mit chronischen Schlafstörungen.

Chronobiologie:

Anpassung an den natürlichen Rhythmus

Die Chronobiologie, die Wissenschaft von biologischen Rhythmen, spielt eine immer wichtigere Rolle in der Schlafforschung. Forscher untersuchen, wie der circadiane Rhythmus – der natürliche 24-Stunden-Zyklus unseres Körpers – den Schlaf beeinflusst und wie Störungen dieses Rhythmus zu Schlafproblemen führen können. Schichtarbeit, lange Flugreisen und die Nutzung von elektronischen Geräten spät in der Nacht sind häufige Ursachen für circadiane Rhythmusstörungen.

Interventionen, die darauf abzielen, den circadianen Rhythmus zu stabilisieren, gewinnen an Bedeutung. Lichttherapie, bei der die Exposition gegenüber natürlichem oder künstlichem Licht genutzt wird, um den Schlaf-Wach-Zyklus zu regulieren, ist eine vielversprechende Behandlung. Diese Therapie wird besonders bei Menschen mit saisonaler Depression und Schichtarbeitern eingesetzt, um ihre Schlafmuster zu stabilisieren.

Schlaf und Technologie:

Freund oder Feind?

Während die negativen Auswirkungen von Bildschirmzeit und Blaulicht auf den Schlaf gut dokumentiert sind, gibt es auch positive Entwicklungen im Bereich der Schlaftechnologie. Wearables und Schlaf-Tracker, die Schlafmuster überwachen und analysieren, bieten wertvolle Einblicke in die individuelle Schlafqualität. Diese Geräte können dazu beitragen, Schlafprobleme frühzeitig zu erkennen und gezielte Maßnahmen zur Verbesserung der Schlafhygiene zu ergreifen.

Zusätzlich entwickeln Forscher smarte Schlafumgebungen, die Technologie nutzen, um optimale Schlafbedingungen zu schaffen. Matratzen mit integrierten Sensoren zur Überwachung von Körperbewegungen und Temperatur, sowie smarte Beleuchtungssysteme, die den natürlichen Lichtzyklus simulieren, sind Beispiele für innovative Ansätze, die den Schlaf verbessern können.

Zusammenfassung:

Die Zukunft der Schlafforschung

Die Schlafforschung steht an der Schwelle zu bahnbrechenden Entdeckungen, die unser Verständnis des Schlafs und seine Bedeutung für die Gesundheit weiter vertiefen werden. Die Integration von Genetik, Neurowissenschaften, Immunologie und Technologie bietet ein umfassendes Bild des Schlafs und eröffnet neue Möglichkeiten für Diagnostik und Therapie.

Die fortschreitende Forschung wird nicht nur dazu beitragen, die Ursachen und Mechanismen von Schlafstörungen besser zu verstehen, sondern auch personalisierte und effektive Behandlungsstrategien zu entwickeln. In einer Welt, die sich immer schneller verändert, bleibt der Schlaf ein grundlegender Pfeiler unserer Gesundheit und unseres Wohlbefindens. Die kontinuierliche Erforschung dieses faszinierenden Phänomens wird uns helfen, die transformative Kraft des Schlafs zu nutzen und ein gesünderes, erfüllteres Leben zu führen.

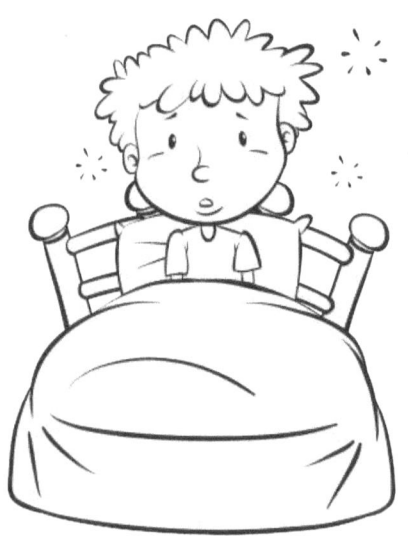

Schlafgewohnheiten in verschiedenen Kulturen: Ein weltweiter Vergleich - Schlaf als kulturelles Phänomen

Schlaf ist eine universelle biologische Notwendigkeit, doch die Art und Weise, wie Menschen in verschiedenen Kulturen schlafen, variiert erheblich. Diese Unterschiede spiegeln sich in den Schlafgewohnheiten, Ritualen und sozialen Normen wider, die sich über Jahrhunderte hinweg entwickelt haben. Schlaf ist nicht nur eine physiologische Funktion, sondern auch ein kulturelles Phänomen, das tief in den Traditionen und Werten einer Gesellschaft verankert ist. In diesem Kapitel erkunden wir die vielfältigen Schlafgewohnheiten und -rituale weltweit und werfen einen Blick darauf, wie unterschiedliche Kulturen den Schlaf gestalten und erleben.

Siesta:

Die Kunst des Mittagsschlafs

In vielen mediterranen und lateinamerikanischen Kulturen ist die Siesta, der Mittagschlaf, ein fester Bestandteil des täglichen Lebens. Länder wie Spanien, Italien und Mexiko sind bekannt für diese Tradition, bei der die Menschen nach dem Mittagessen eine kurze Ruhepause einlegen. Diese Praxis hat historische

Wurzeln in landwirtschaftlichen Gesellschaften, wo die heiße Mittagssonne die Arbeit im Freien unangenehm machte und eine Ruhephase notwendig war.

Die Siesta bietet nicht nur eine willkommene Erholung, sondern hat auch gesundheitliche Vorteile. Studien haben gezeigt, dass ein kurzer Mittagsschlaf die kognitive Funktion verbessern, das Herz-Kreislauf-System entlasten und das allgemeine Wohlbefinden steigern kann. Trotz der modernen Arbeitswelt, die oft wenig Raum für solch traditionelle Rituale lässt, bleibt die Siesta in vielen Kulturen ein geschätzter Brauch, der das Leben entschleunigt und die Balance zwischen Arbeit und Ruhe fördert.

Polyphasischer Schlaf:

Segmentierte Schlafmuster

Während der monophasische Schlaf – das durchgehende Schlafen während der Nacht – in vielen westlichen Gesellschaften die Norm ist, gibt es Kulturen, die polyphasische Schlafmuster praktizieren. Dies bedeutet, dass der Schlaf in mehrere Phasen über den Tag verteilt ist. Ein bekanntes Beispiel sind die ›Uberman‹- und ›Everyman‹-Schlafpläne, die kürzere Schlafepisoden in regelmäßigen Abständen beinhalten.

Historische Aufzeichnungen und anthropologische Studien deuten darauf hin, dass polyphasischer Schlaf in früheren Zeiten weit verbreitet war. Im mittelalterlichen Europa etwa war der sogenannte biphasische Schlaf, bestehend aus zwei längeren

Schlafphasen, üblich. Menschen gingen früh zu Bett, wachten nach einigen Stunden auf, verrichteten Tätigkeiten wie Beten, Lesen oder sogar Besuche bei Nachbarn, und schliefen anschließend erneut.

Schlafrituale in asiatischen Kulturen

In vielen asiatischen Ländern sind Schlafrituale und -gewohnheiten eng mit kulturellen und religiösen Praktiken verbunden. In Japan gibt es beispielsweise die Tradition des ›Inemuri‹, was so viel bedeutet wie ›anwesend schlafen‹. Es ist gesellschaftlich akzeptiert, in öffentlichen Verkehrsmitteln, bei der Arbeit oder in der Schule kurz einzuschlafen. Inemuri wird oft als Zeichen von Fleiß und Hingabe gesehen, da es impliziert, dass eine Person so hart arbeitet, dass sie überall und jederzeit Schlaf benötigt.

Ein weiteres Beispiel ist das ›Futon‹, die traditionelle japanische Schlafmatte. Der Futon wird nachts auf den Boden gelegt und tagsüber zusammengerollt und verstaut. Diese Praxis fördert eine flexible Raumnutzung und ist ein wesentlicher Bestandteil der minimalistischen Lebensweise in vielen japanischen Haushalten.

Die Schlafgewohnheiten indigener Völker

Die Schlafgewohnheiten indigener Völker bieten wertvolle Einblicke in natürliche und weniger durch moderne Lebensstile beeinflusste Schlafmuster. Viele indigene Gemeinschaften schlafen polyphasisch, was bedeutet, dass sie über den Tag verteilt mehrere Schlafperioden haben. Dies ermöglicht es ihnen, sich den natürlichen Umweltbedingungen und täglichen Aktivitäten besser anzupassen.

In Gemeinschaften der San-Buschleute in Afrika oder der Tsimane in Bolivien ist es üblich, dass die gesamte Gruppe zur gleichen Zeit schläft und wacht. Diese synchronisierten Schlafmuster fördern das soziale Zusammenleben und bieten Schutz vor möglichen Gefahren. Zudem ist es in solchen Kulturen oft normal, dass Menschen nachts kurz aufwachen und dann wieder einschlafen, ohne dies als Schlafstörung zu betrachten.

Schlafrituale in der modernen westlichen Welt

In der modernen westlichen Welt haben sich die Schlafgewohnheiten durch die industrielle Revolution und den technologischen Fortschritt drastisch verändert. Die Einführung von elektrischem Licht und der 24-Stunden-Gesellschaft hat die natürliche Trennung von Tag und Nacht verwischt und zu weit verbreiteten Schlafstörungen beigetragen. Dennoch gibt es auch hier interessante Schlafrituale und Trends, die einen gesunden Schlaf fördern sollen.

Ein Beispiel ist die steigende Beliebtheit von Achtsamkeits- und Entspannungstechniken vor dem Schlafengehen. Praktiken wie Yoga, Meditation und Atemübungen werden zunehmend in Abendroutinen integriert, um Stress abzubauen und die Schlafqualität zu verbessern. Auch die Gestaltung des Schlafumfelds, von der Auswahl der Matratze bis zur Raumtemperatur und Beleuchtung, spielt eine wichtige Rolle in der modernen Schlafhygiene.

Die Zukunft der Schlafgewohnheiten

Die Globalisierung und der kulturelle Austausch haben dazu geführt, dass sich Schlafgewohnheiten weltweit immer stärker annähern. Dennoch bleiben kulturelle Unterschiede und traditionelle Praktiken bestehen, die das Schlafverhalten prägen. Mit dem wachsenden Verständnis für die Bedeutung des Schlafs und den Auswirkungen moderner Lebensstile auf unsere Gesundheit werden neue Ansätze und Techniken entwickelt, um einen gesunden Schlaf zu fördern.

Es ist zu erwarten, dass zukünftige Entwicklungen in der Schlafforschung und Technologie dazu beitragen werden, individuell abgestimmte Schlaflösungen zu schaffen. Von smarten Schlafsystemen, die sich den Bedürfnissen des Einzelnen anpassen, bis hin zu personalisierten Therapien auf Basis genetischer und biochemischer Analysen – die Möglichkeiten sind vielfältig und vielversprechend.

Zusammenfassung:

Die Vielfalt des Schlafs

Schlaf ist ein grundlegendes menschliches Bedürfnis, das in jeder Kultur anders erlebt und gestaltet wird. Die Vielfalt der Schlafgewohnheiten und -rituale weltweit zeigt, wie tief verwurzelt und zugleich anpassungsfähig unser Schlafverhalten ist.

Indem wir die unterschiedlichen Traditionen und Praktiken verstehen, können wir wertvolle Erkenntnisse gewinnen, die uns helfen, unseren eigenen Schlaf zu verbessern und ein tieferes Verständnis für dieses lebenswichtige Phänomen zu entwickeln.

Die Erforschung der Schlafgewohnheiten in verschiedenen Kulturen öffnet uns die Augen für die vielfältigen Möglichkeiten, wie Schlaf gestaltet und erlebt werden kann. Es lehrt uns Respekt und Bewunderung für die Kreativität und Anpassungsfähigkeit des menschlichen Geistes und Körpers in seiner Suche nach Erholung und Regeneration. Indem wir die besten Praktiken aus verschiedenen Kulturen integrieren und an unsere individuellen Bedürfnisse anpassen, können wir einen gesunden und erholsamen Schlaf fördern, der unser Leben bereichert und unsere Gesundheit stärkt.

Schlaf und Träume in der Literatur und Kunst: Ein Spiegel der menschlichen Seele - Einleitung: Der Schlaf als künstlerische Inspiration

Der Schlaf und die damit verbundenen Träume haben die Menschheit seit jeher fasziniert und inspiriert. Diese universellen Erlebnisse finden sich in den Werken von Dichtern, Malern und Musikern wieder und bieten tiefe Einblicke in das menschliche Bewusstsein und die kreative Vorstellungskraft. In diesem Kapitel untersuchen wir die Darstellung von Schlaf und Träumen in der Literatur und Kunst, um zu verstehen, wie diese Themen die Kultur und das künstlerische Schaffen geprägt haben.

Träume in der antiken Literatur

Bereits in der antiken Literatur spielten Träume eine bedeutende Rolle. In Homers ›Ilias‹ und ›Odyssee‹ sind Träume nicht nur Mittel zur Vorahnung, sondern auch Kommunikationskanäle zwischen den Göttern und den Menschen. Träume dienten als Botschaften des Göttlichen, die den Helden wichtige Hinweise für ihre Abenteuer lieferten. In der ›Odyssee‹ träumt

Penelope von der Rückkehr ihres Mannes Odysseus, was ihren Glauben an sein Überleben stärkt und ihr Hoffnung gibt.

Auch in der Bibel finden sich zahlreiche Traumsequenzen, die oft prophetischen Charakter haben. Josephs Träume im Alten Testament, die ihn über seine zukünftige Machtposition und die Notwendigkeit einer Hungersnotwarnung informieren, sind prominente Beispiele für die Bedeutung von Träumen als göttliche Offenbarungen.

Renaissance und Barock:

Der Schlaf als Allegorie

In der Renaissance und im Barock wurde der Schlaf häufig als Allegorie für den Tod verwendet. Künstler und Schriftsteller wie William Shakespeare und John Milton nutzten den Schlaf, um über die menschliche Existenz, Sterblichkeit und das Jenseits nachzudenken. In Shakespeares ›Hamlet‹ stellt der berühmte Monolog ›Sein oder Nichtsein‹ den Schlaf als Metapher für den Tod dar: ›Schlafen – vielleicht träumen: ja, das ist der Haken; denn in dem Schlaf des Todes, welche Träume mögen da kommen‹.

John Miltons episches Gedicht ›Paradise Lost‹ bietet eine komplexe Darstellung von Schlaf und Träumen. In dem Werk wird der Schlaf als Zustand der Verwundbarkeit dargestellt, in dem Satan Eva verführt. Die Träume fungieren als Werkzeuge des Bösen, die den Sündenfall einleiten und die Menschheit aus dem Paradies vertreiben.

Romantik:

Die Traumwelt als Flucht

Im 19. Jahrhundert, während der Romantik, wurde der Traum als Flucht vor der harten Realität und als Ausdruck des Unbewussten gefeiert. Dichter wie Samuel Taylor Coleridge und Edgar Allan Poe nutzten Träume und Schlafzustände, um die Tiefen der menschlichen Psyche zu erkunden. Coleridges ›Kubla Khan‹, ein Gedicht, das angeblich in einem Opiumtraum entstand, zeichnet eine visionäre, traumartige Landschaft, die das Unbewusste und die kreative Vorstellungskraft widerspiegelt.

Edgar Allan Poe, bekannt für seine düsteren und oft albtraumhaften Geschichten, nutzte den Schlaf als Mittel zur Erkundung des menschlichen Geistes. In ›The Tell-Tale Heart‹ und ›The Fall of the House of Usher‹ dienen Schlaflosigkeit und Albträume als Symbole für Schuld, Wahnsinn und das Unaussprechliche, das in der Dunkelheit des Geistes lauert.

Der Surrealismus:

Träume als Quelle der Kreativität
Im 20. Jahrhundert brachte der Surrealismus eine neue Wertschätzung für Träume als Quelle der Kreativität. Künstler wie Salvador Dalí und René Magritte schufen Werke, die direkt von der Traumlogik inspiriert waren. Dalís berühmtes Gemälde ›Die Beständigkeit der Erinnerung‹ zeigt schmelzende Uhren in

einer traumhaften Landschaft und illustriert die Verzerrung der Zeit im Traumzustand.

Der Surrealismus nutzte die Ideen von Sigmund Freud über das Unbewusste und die Bedeutung von Träumen. Freuds Werk ›Die Traumdeutung‹ hatte einen tiefgreifenden Einfluss auf die Künstler dieser Bewegung, die Träume als Schlüssel zum Verständnis der verborgenen Wünsche und Ängste des menschlichen Geistes betrachteten. In der Literatur manifestierte sich diese Faszination in den Werken von Schriftstellern wie Franz Kafka und Jorge Luis Borges, deren Geschichten oft traumartige Qualitäten aufweisen.

Moderne und zeitgenössische Kunst:

Schlaf als sozialer Kommentar

In der modernen und zeitgenössischen Kunst werden Schlaf und Träume oft als Mittel des sozialen Kommentars verwendet. Künstler und Autoren setzen sich mit den Auswirkungen von Schlaflosigkeit, Arbeitsrhythmen und technologischen Einflüssen auf den Schlaf auseinander. Werke wie Chuck Palahniuks ›Fight Club‹ reflektieren die Zerrissenheit und Entfremdung in der modernen Gesellschaft, symbolisiert durch den chronischen Schlafmangel des Protagonisten.

In der bildenden Kunst finden wir in Werken wie Andy Warhols ›Sleep‹, einem Film, der sechs Stunden lang einen schlafenden Mann zeigt, eine meditative Auseinandersetzung mit dem Thema. Solche Arbeiten hinterfragen die Schnelllebigkeit und den ständigen Leistungsdruck der modernen Welt und laden zu einer Reflexion über die Bedeutung von Ruhe und Erholung ein.

Der Schlaf als künstlerisches Thema:

Eine ewige Inspiration

Der Schlaf bleibt ein faszinierendes und unerschöpfliches Thema in der Kunst und Literatur. Von den frühen mythologischen Erzählungen bis hin zu den modernen Interpretationen spiegelt die Darstellung von Schlaf und Träumen die tiefsten Ängste, Wünsche und Hoffnungen der Menschheit wider. Diese universellen Erfahrungen bieten Künstlern und Schriftstellern eine reiche Quelle der Inspiration und ermöglichen es ihnen, die Grenzen des Bewusstseins zu erkunden.

Indem wir die vielfältigen Darstellungen von Schlaf und Träumen in der Kunst und Literatur untersuchen, gewinnen wir ein tieferes Verständnis für die menschliche Natur und die kulturellen Bedeutungen, die wir diesen alltäglichen, aber zugleich mysteriösen Zuständen zuschreiben. Schlaf und Träume bleiben zentrale Themen, die die menschliche Kreativität anregen und uns Einblicke in die verborgenen Bereiche unseres Geistes und unserer Kultur gewähren.

Schlaf und Spiritualität: Transzendenz und Bewusstsein - Einleitung: Der Schlaf als Tor zur Transzendenz

Schlaf ist nicht nur ein physiologischer Zustand, sondern auch ein tiefer spiritueller Prozess, der in vielen Kulturen und religiösen Traditionen als eine Form der Transzendenz betrachtet wird. Der Zustand des Schlafs bietet eine einzigartige Gelegenheit, das Bewusstsein zu erweitern, innere Welten zu erkunden und spirituelle Einsichten zu gewinnen. Dieses Kapitel untersucht die spirituelle Dimension des Schlafs und seine Bedeutung in verschiedenen spirituellen Traditionen weltweit.

Schlaf in den östlichen Philosophien

In den östlichen Philosophien, insbesondere im Hinduismus und Buddhismus, wird der Schlaf oft als eine Gelegenheit zur spirituellen Praxis und Selbsterkenntnis gesehen. Im Hinduismus wird der Schlaf mit dem Konzept von Yoga Nidra* verbunden, auch bekannt als der ›Schlaf der Yogis‹. Yoga Nidra ist ein meditativer Zustand zwischen Wachsein und Schlaf, in dem der Praktizierende tief in das Unterbewusstsein eintaucht. Es wird geglaubt, dass dieser Zustand nicht nur körperliche und mentale Entspannung bietet, sondern auch spirituelle Transformation und Heilung ermöglicht.

Der Buddhismus betrachtet den Schlaf ebenfalls als eine Gelegenheit zur Achtsamkeit und spirituellen Praxis. Die tibetische Tradition des Traum-Yoga* lehrt, dass Träume genutzt werden können, um das Bewusstsein zu schulen und Einsichten in die Natur der Realität zu gewinnen. Indem man im Traumzustand Achtsamkeit und Klarheit bewahrt, können Praktizierende das illusorische Wesen der phänomenalen Welt erkennen und tiefe spirituelle Erkenntnisse erlangen.

Der Schlaf in den abrahamitischen Religionen

In den abrahamitischen Religionen – Judentum, Christentum und Islam – spielt der Schlaf ebenfalls eine bedeutende spirituelle Rolle. Im Alten Testament der Bibel gibt es zahlreiche Beispiele, in denen Gott durch Träume und Visionen zu den Menschen spricht. Joseph, der Sohn Jakobs, ist bekannt für seine prophetischen Träume, die seine Zukunft und die seiner Familie offenbaren. Diese Träume werden als göttliche Botschaften interpretiert, die eine tiefere spirituelle Bedeutung tragen.

Im Christentum wird der Schlaf oft als ein Zustand der Gnade betrachtet, in dem Gott den Gläubigen Trost und Führung bietet. Der heilige Benedikt von Nursia, der Gründer des Benediktinerordens, betonte die Bedeutung eines ausgewogenen Schlaf-Wach-Rhythmus in seinem Regelwerk. Er sah den Schlaf als notwendig für die körperliche und geistige Erneuerung, die den Mönchen half, ihre spirituellen Pflichten zu erfüllen.

Im Islam ist der Schlaf ebenfalls von großer spiritueller Bedeutung. Der Prophet Mohammed empfing viele seiner Offenbarungen im Zustand des Schlafs oder in visionären Träumen. Diese Erfahrungen werden als Teil seiner spirituellen Reise betrachtet und sind zentral für das Verständnis der islamischen Spiritualität. Die Praxis des Tahajjud*, das nächtliche Gebet, wird von vielen Muslimen als besonders segensreich angesehen. Es wird in der letzten Drittel der Nacht verrichtet, einer Zeit, die als besonders heilig und geeignet für die spirituelle Verbindung mit Gott betrachtet wird.

---

* = Tahajjud (arabisch: تَهَجُّد), auch bekannt als ›Nachtgebet‹ oder ›Qiyam-u-lail‹, ist ein freiwilliges Gebet, das von Anhängern des Islam verrichtet wird. Es ist nicht eines der fünf Pflichtgebete, die von allen Muslimen verlangt werden, obwohl der islamische Prophet im Islam, Mohammed, überliefert ist, dass er das Tahajjud-Gebet regelmäßig selbst verrichtete und seine Gefährten ermutig-

Schamanische Traditionen und der Schlaf

In vielen indigenen und schamanischen Traditionen wird der Schlaf als eine Zeit der Reise in die spirituelle Welt betrachtet. Schamanen nutzen oft den Zustand des Träumens, um mit Geistern zu kommunizieren, Heilungen durchzuführen und Weisheit zu erlangen. In der schamanischen Praxis wird der Traumzustand als eine Brücke zwischen der physischen und der spirituellen Welt angesehen.

Die Aborigines in Australien haben das Konzept des Traumzeit*, eine spirituelle Dimension, die die physische Welt durchdringt und von den Ahnen und spirituellen Wesen bewohnt wird. Träume werden als direkte Verbindungen zur Traumzeit betrachtet, die Einblicke in das Wesen der Realität und die spirituelle Ordnung des Universums bieten.

* = Die Bezeichnung Traumzeit (engl. Dreamtime oder Dreaming) soll den zentralen Begriff der Mythologie aller australischen Aborigines und ihrer ethnischen Religionen wiedergeben, wobei die Übersetzung irreführend ist. Die Traumzeit-Legenden handeln von der universellen, raum- und zeitlosen Welt, aus der die reale Gegenwart in einem unablässigen Schöpfungsprozess hervorgeht, um ihrerseits wiederum die Traumzeit mit neuen geschichtlichen Vorgängen zu ›füllen‹. Dieses allumfassende spirituelle Gewebe erklärt somit, wie alles entstanden ist, und begründet die ungeschriebenen Gesetze, nach denen die Aborigines leben. Die Ereignisse der Traumzeit manifestieren sich nach ihrem Glauben in Landmarken wie Felsen, Quellen und anderen Naturerscheinungen.

Moderne spirituelle Ansätze zum Schlaf

In der modernen spirituellen Bewegung wird der Schlaf zunehmend als eine Gelegenheit zur persönlichen und spirituellen Entwicklung erkannt. Praktiken wie Luzides Träumen* und Klartraumtechniken** werden genutzt, um das Bewusstsein im Traumzustand zu schärfen und spirituelle Erfahrungen zu fördern. Luzides Träumen ermöglicht es den Träumenden, sich ihrer Träume bewusst zu werden und diese bewusst zu steuern, was tiefgehende spirituelle und psychologische Einsichten ermöglicht.

* = Ein **Klartraum**, auch **luzider Traum** (über englisch lucid dream von lateinisch lux, lūcis ›Licht‹), ist ein Traum, in dem der Träumer sich dessen bewusst ist, dass er träumt. Paul Tholey, Psychologe und bedeutendster deutscher Klartraumforscher, formulierte dies folgendermaßen: ›Klarträume sind solche Träume, in denen man völlige Klarheit darüber besitzt, daß man träumt und nach eigenem Entschluß handeln kann.‹ Bei dieser Definition stützte sich Tholey auf die Philosophin Celia Green und den Psychologen Charles Tart. Tholey und der US-amerikanische Psychologe Stephen LaBerge sind die beiden zentralen Pioniere auf dem Gebiet der modernen Klartraumforschung. Die Fähigkeit, Klarträume zu erleben, hat vermutlich jeder Mensch, und man kann lernen, diese Form des Träumens herbeizuführen. Dazu gibt es verschiedene Techniken. Ein Mensch, der gezielt Klarträume erleben kann, wird auch Oneironaut genannt (von gr. oneiros ›Traum‹ und nautēs ›Seefahrer‹).
→ https://www.wikiwand.com/de/Klartraum
** = → https://de.wikibooks.org/wiki/Klartraum:_Techniken

Meditation und Achtsamkeitstraining werden ebenfalls eingesetzt, um die Qualität des Schlafs zu verbessern und spirituelle

Erfahrungen während des Schlafs zu fördern. Die Praxis der Achtsamkeit vor dem Schlafengehen kann helfen, den Geist zu beruhigen und den Übergang in den Schlaf als eine Form der Meditation zu gestalten, die den Schlafzustand vertieft und spirituelle Einsichten ermöglicht.

Der Schlaf als spirituelle Reise

Die Betrachtung des Schlafs als spirituelle Reise eröffnet eine tiefe Dimension des menschlichen Erlebens. Schlaf und Träume bieten eine einzigartige Gelegenheit, die Grenzen des alltäglichen Bewusstseins zu überschreiten und in tiefere Ebenen des Selbst und des Universums einzutauchen. Diese Erfahrungen können nicht nur zu persönlicher Heilung und Transformation führen, sondern auch zu einem tieferen Verständnis der eigenen spirituellen Natur und der Verbindung mit dem Göttlichen.

Indem wir die spirituellen Dimensionen des Schlafs in verschiedenen Traditionen und Praktiken erkunden, gewinnen wir ein reichhaltiges Verständnis für die tiefen Verbindungen zwischen Schlaf, Träumen und Spiritualität. Diese Erkenntnisse können uns helfen, unseren eigenen Schlaf und unsere Träume bewusster und wertschätzender zu erleben und die spirituellen Möglichkeiten, die sie bieten, voll auszuschöpfen. Der Schlaf wird so zu einem Tor zur Transzendenz, das uns auf eine Reise zu den tiefsten Ebenen unseres Bewusstseins und darüber hinaus führt.

Die Reise durch die Welt des Schlafs - Einleitung: Der Schlaf als Lebenselixier

Die Reise durch die Welt des Schlafs führt uns durch die faszinierenden Tiefen eines universellen, jedoch oft übersehenen Phänomens. Schlaf, ein Zustand, der einen erheblichen Teil unseres Lebens einnimmt, ist weitaus mehr als bloße Ruhe. Er ist ein essenzielles Lebenselixier, das unsere körperliche und geistige Gesundheit, unsere Kreativität und unser spirituelles Wohlbefinden beeinflusst. Dieses Kapitel fasst die wichtigsten Erkenntnisse unserer Reise zusammen und wirft einen Blick auf die vielversprechenden Entwicklungen in der Schlafforschung und -praxis.

Die Bedeutung des Schlafs für Körper und Geist

Unsere Erkundung begann mit der grundlegenden Frage, warum wir überhaupt schlafen. Es wurde klar, dass Schlaf eine kritische Rolle bei der Aufrechterhaltung unserer Gesundheit spielt. Er beeinflusst nahezu alle Systeme des Körpers, vom Immunsystem über das Herz-Kreislauf-System bis hin zu unserer kognitiven Funktion und emotionalen Stabilität. Schlafmangel kann schwerwiegende gesundheitliche Folgen haben, einschließlich eines erhöhten Risikos für chronische Krankheiten wie Diabetes, Herzkrankheiten und Depressionen.

Die Geheimnisse der Schlafphasen

Die Entdeckung der verschiedenen Schlafphasen hat unser Verständnis des Schlafs revolutioniert. Der Wechsel zwischen REM- und Non-REM-Schlafphasen ist ein dynamischer Prozess, der entscheidend für die Verarbeitung von Informationen, das Lernen und die emotionale Regulierung ist. Besonders der REM-Schlaf, in dem die intensivsten Träume auftreten, spielt eine Schlüsselrolle bei der Gedächtniskonsolidierung und der kreativen Problemlösung.

Die Rolle des Gehirns:

Ein neurobiologisches Wunder

Die Erforschung der neurobiologischen Mechanismen des Schlafs hat gezeigt, wie das Gehirn während des Schlafs aktiv bleibt. Bestimmte Gehirnregionen sind während verschiedener Schlafphasen besonders aktiv, was die Komplexität und Bedeutung des Schlafs unterstreicht. Die Entdeckung der Rolle von Neurotransmittern und hormonellen Veränderungen hat das Verständnis dafür vertieft, wie Schlafregulation und -qualität beeinflusst werden können.

Träume:

Fenster in unser Unterbewusstsein

Träume sind eine der faszinierendsten Aspekte des Schlafs. Sie bieten Einblicke in unser Unterbewusstsein und sind oft

Spiegel unserer emotionalen Zustände, Ängste und Wünsche. Die Traumforschung hat gezeigt, dass Träume nicht nur zufällige Bilder sind, sondern tief verwurzelte psychologische und emotionale Prozesse widerspiegeln. Luzides Träumen, bei dem sich der Träumende seiner Träume bewusst wird und sie steuern kann, hat das Potenzial, therapeutische Anwendungen zu finden und unser Verständnis von Bewusstsein zu erweitern.

Schlafstörungen:

Herausforderungen und Lösungen

Die Untersuchung von Schlafstörungen hat offenbart, wie vielfältig und komplex diese sein können. Von Insomnie über Schlafapnoe bis hin zu Parasomnien wie Schlafwandeln und Nachtangst – Schlafstörungen beeinträchtigen die Lebensqualität erheblich. Die Erforschung ihrer Ursachen und Behandlungsmöglichkeiten hat bedeutende Fortschritte gemacht, doch bleibt noch viel zu tun, um wirksame und nachhaltige Lösungen für alle Betroffenen zu finden.

Schlaf im Tierreich:

Eine universelle Notwendigkeit

Die Analyse des Schlafverhaltens bei verschiedenen Tierarten hat gezeigt, dass Schlaf eine universelle biologische Notwendigkeit ist. Trotz erheblicher Unterschiede in Dauer und Muster des Schlafs zwischen den Arten, bleibt seine fundamentale Rolle in der Erholung und dem Überleben unverändert. Diese vergleichenden Studien tragen dazu bei, die evolutionären Wurzeln und die universellen Funktionen des Schlafs besser zu verstehen.

Schlaf und Kultur:

Unterschiedliche Rituale und Gewohnheiten

Schlafgewohnheiten und -rituale variieren stark zwischen verschiedenen Kulturen und Gesellschaften. Während in einigen Kulturen der Mittagsschlaf fest verankert ist, wird in anderen ein durchgehender Nachtschlaf bevorzugt. Diese kulturellen Unterschiede beeinflussen nicht nur die Schlafgewohnheiten, sondern auch die Gesundheit und das Wohlbefinden der Menschen. Ein Verständnis dieser kulturellen Variationen bietet wertvolle Perspektiven für die Förderung gesunder Schlafpraktiken weltweit.

Die Zukunft der Schlafforschung

Die Schlafforschung steht vor aufregenden Entwicklungen, die unser Verständnis des Schlafs weiter vertiefen und verbessern werden. Fortschritte in der Neurotechnologie, Genetik und künstlichen Intelligenz eröffnen neue Wege, um die Mechanismen des Schlafs zu untersuchen und personalisierte Schlaflösungen zu entwickeln. Wearable-Technologien und Smart-Home-Geräte ermöglichen eine präzisere Überwachung und Analyse des Schlafs, was zu maßgeschneiderten Empfehlungen und Interventionen führen kann.

Die Erforschung der Wechselwirkungen zwischen Schlaf und anderen Gesundheitsfaktoren wird ebenfalls intensiviert. Zum Beispiel wird untersucht, wie Schlaf mit Ernährung, Bewegung und psychischer Gesundheit interagiert und wie diese Faktoren gemeinsam das Wohlbefinden beeinflussen können. Die integrative Betrachtung des Schlafs als Teil eines umfassenden Gesundheitsansatzes verspricht, die Prävention und Behandlung von Schlafstörungen sowie die allgemeine Lebensqualität zu verbessern.

Schlussbetrachtung:

Schlaf als Wegweiser zur inneren Balance

Die Reise durch die Welt des Schlafs zeigt uns, wie zentral dieser Zustand für unser Leben ist. Schlaf ist nicht nur ein biologisches Bedürfnis, sondern auch ein Fenster zu unserem inneren Selbst, unseren Träumen und unserer spirituellen Natur. Indem wir die vielfältigen Facetten des Schlafs verstehen und wertschätzen, können wir nicht nur unsere eigene Gesundheit und Lebensqualität verbessern, sondern auch tiefere Einblicke in das menschliche Dasein gewinnen.

Die Erforschung des Schlafs ist eine fortlaufende Reise, die uns immer wieder neue Erkenntnisse und Herausforderungen bringt. Indem wir uns weiterhin dem Studium und der Verbesserung unserer Schlafgewohnheiten widmen, können wir das volle Potenzial des Schlafs als Quelle der Erneuerung, Inspiration und Heilung nutzen. Schlaf wird so zu einem integralen Bestandteil unseres Strebens nach einem ausgeglichenen, erfüllten und gesunden Leben.

Über den Autor

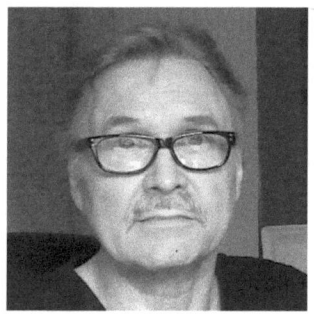

Lutz Spilker wurde im Jahre 1955 in Duisburg geboren.

Bevor der Autor zum Schreiben von Romanen und Dokumentationen fand, verließen bisher unzählige Kurzgeschichten, Kolumnen und Versdichtungen seine Feder.

In seinen Büchern befasst er sich vorrangig mit dem menschlichen Bewusstsein und der damit verbundenen Wahrnehmung. Seine Grenzen sind nicht die, welche mit der Endlichkeit des Denkens, des Handelns und des Lebens begrenzt werden, sondern jene, die der empirischen Denkform noch nicht unterliegen.

Es sind die Möglichkeiten des Machbaren, die Dinge, welche sich allein in der Vorstellung eines jeden Menschen darstellen und aufgrund der Flüchtigkeit des Geistes unbewiesen bleiben. Die Erkenntnis besitzt ihre Gültigkeit lediglich bis zur Erlangung einer neuen und die passiert zu jeder weiteren Sekunde.

Die Welt von Lutz Spilker beginnt dort, wo zu Beginn allen Seins nichts Fassbares war, als leerer Raum. Kein Vorne, kein Hinten, kein Oben und kein Unten. Kein Glaube, kein Wissen, keine Moral, keine Gesetze und keine Grenzen. Nichts.

In Lutz Spilkers Romanen passieren heimtückische Morde ebenso wie die Zauber eines Märchens. Seine Bücher sind oftmals Thriller, Krimi, Abenteuer, Science Fiction, Fantasy und selbst Love-Story in einem.

»Ich liebe die Sprache: Sie vermag zu streicheln, zu liebkosen und zu Tränen zu rühren. Doch sie kann ebenso stachelig sein, wie der Dorn einer Rose und mit nur einem Hieb zerschmettern.«

In dieser Reihe sind bisher erschienen

Die Erfindung der Langeweile
Die Erfindung des Menschen
Die Erfindung des Geldes
Die Erfindung des Teufels
Die Erfindung des Erfolgs
Die Erfindung der Sterblichkeit
Die Erfindung der Lüge
Die Erfindung der Freiheit
Die Erfindung des Todes
Die Erfindung der Welt
Die Erfindung des Inselmenschen
Die Erfindung der Zeit
Die Erfindung der Seele
Die Erfindung der Politik
Die Erfindung des Gewissens
Die Erfindung der Religion
Die Erfindung der Schuld
Die Erfindung der Gerechtigkeit
Die Erfindung des Friedens
Die Erfindung des Selbstgesprächs
Die Erfindung der Zukunft
Die Erfindung der Pornographie
Die Erfindung der Verschwendung
Die Erfindung des Erwachsenseins
Die Erfindung der Hölle
Die Erfindung der Überbevölkerung
Die Erfindung des Himmels
Die Erfindung der Monarchie
Die Erfindung der Unterhaltung
Die Erfindung der Sprache

Die Erfindung der Musik
Die Erfindung der Wiedergeburt
Die Erfindung des Zufalls
Die Erfindung der Namen
Die Erfindung des Bewusstseins
Die Erfindung des freien Willens
Die Erfindung des Wahrsagens
Die Erfindung der Körpersprache
Die Erfindung des Schlafs
Die Erfindung der Sklaverei
Die Erfindung der Angst
Die Erfindung der Vernunft
Die Erfindung des Vollmonds
Die Erfindung des Vitamin B
Die Erfindung des Make-Up
Die Erfindung des Weihnachtsfestes
Die Erfindung des Ku-Klux-Klan
Die Erfindung des Träumens
Die Erfindung der Flaschenpost
Die Erfindung der Mafia
Die Erfindung der Freimaurer
Die Erfindung der Freibeuter
Die Erfindung der Raumfahrt
Die Erfindung der Tempelritter
Die Erfindung des ADHS-Syndroms
Die Erfindung der Homöopathie
Die Erfindung der Freizeitparks

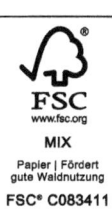

Zeitfracht Medien GmbH
Ferdinand-Jühlke-Straße 7
99095 Erfurt, Deutschland
produktsicherheit@kolibri360.de